健康"心"行动

JIANKANG XIN XING DONG

主编◎李 松

广东省出版集团
广东科技出版社
·广 州·

图书在版编目（CIP）数据

健康"心"行动 / 李松主编. —广州：广东科技出版社，2012.3
ISBN 978-7-5359-5640-8

Ⅰ. ①健… Ⅱ. ①李… Ⅲ. ①心脏血管疾病—防治—基本知识 Ⅳ. ①R54

中国版本图书馆CIP数据核字（2011）第231423号

责任编辑：李希希
封面设计：友间文化
责任校对：罗美玲
责任印制：任建强
出版发行：广东科技出版社
　　　　　（广州市环市东路水荫路11号　邮政编码：510075）
E-mail：gdkjzbb@21cn.com
http://www.gdstp.com.cn
经　　销：广东新华发行集团股份有限公司
排　　版：广州市友间文化传播有限公司
印　　刷：广州官侨彩印有限公司
　　　　　（广州市番禺区石楼官桥　邮政编码：511447）
规　　格：890mm×1230mm　1/32　印张4.75　字数100千
版　　次：2012年3月第1版
　　　　　2012年3月第1次印刷
定　　价：12.00元

如发现因印装质量问题影响阅读，请与承印厂联系调换。

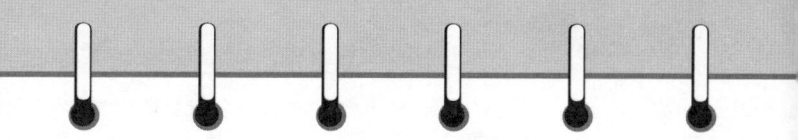

《健康"心"行动》编委会

主　编：李　松

副主编：江　巍

编　委：吕保阶　杨　广　黄桂宝

　　　　李显生　陈　涛　孔婉文

　　　　宁文瑾　范海媚　李　杰

　　　　李俊哲　何志凌　江晓东

主编简介 >>>

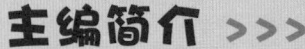

李松，男，45岁，医学博士，硕士生导师，广东省中医院心脏中心主任医师，广州中医药大学第二临床医学院内科教授，广东省中医院大学城分院心一科科主任。湖北中医学院获学士学位，中山医科大学获硕士学位，广州中医药大学获博士学位。擅长冠心病介入及介入前后的中西医结合治疗，中西医结合诊治冠心病、高血压、心力衰竭、心律失常等心血管病以及各种急危重症的监护治疗。

1999~2000年美国韦恩州立大学医学院访问学者。发表科研论文数十篇，多项课题获中国中西医结合学会科技进步二等奖和广东省科技进步三等奖。

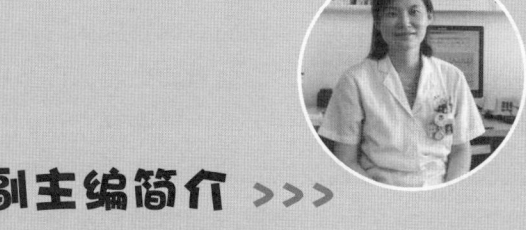

副主编简介 >>>

江巍,女,38岁,医学博士,广东省中医院心脏中心副主任医师。2003年毕业于广州中医药大学,获医学博士学位。2005~2007年进入中国中医科学院博士后流动站工作。一直从事冠心病、高血压、心力衰竭、心律失常、高脂血症等心血管病的中西医结合治疗以及各种急危重症的监护治疗。发表科研论文数十篇,主持及参与多项课题,参编医学著作多部。

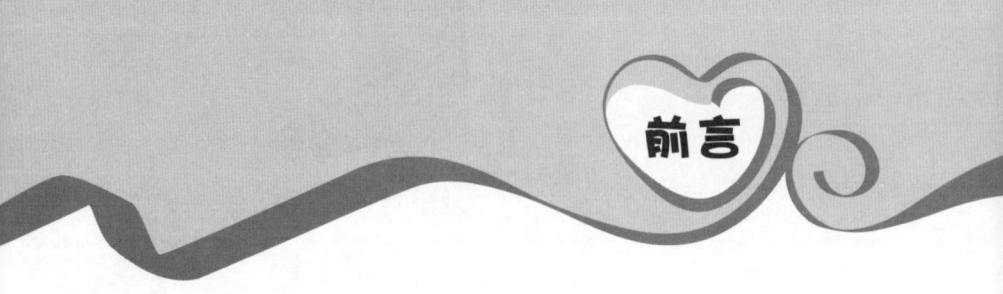

前言

心血管疾病是当今社会的常见病、高发病。现代研究已经证明,合理、健康的生活方式可有效预防心血管疾病的发生与发展。我们在日常工作中接触了大量的心血管病患者,许多病人都困惑于如何进行日常生活的调养。作为心内科医师,我们觉得有责任、有义务将正确的生活方式及饮食调养介绍给广大患者。近三年来,我们陆续撰写了多篇养生康复的健康教育文章,发表在《广州日报》、《羊城晚报》等各大报纸上,许多患者拿着收集到的一二篇文章前来就诊,以期获得更多的健康资讯。鉴于此,我们将这些文章汇集成册。本书的前三部分"护心行动"、"四季养生"、"药膳飘香",分别从心血管疾病防治、日常保健调护、饮食药膳等几方面介绍了各种保健调养方法。该书的第四部分"芳草寻源"介绍了笔者参与亚洲电视"芳草寻源福建行"拍摄的过程,中间穿插了大量的中医药知识。笔者以游记散文的笔触,行走于闽南山水之间,以期带领读者进行一趟奇妙的中医药之旅。

总之,我们希望本书能透过通俗易懂的语言,介绍中医保健、养生调护知识以飨读者。本书特别适合心血管疾病患者及其家人阅读。

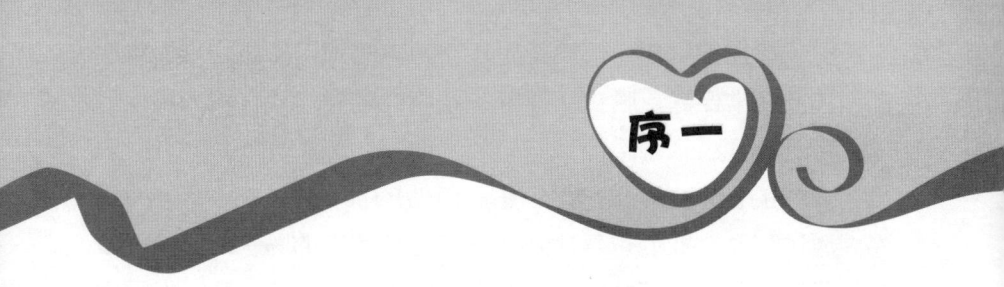

序一

　　现代医学早已进入了生物—心理—社会的医学模式，人们的卫生观念也发生了转变，生命质量和生命安全成为必须解决的基本课题。人们对医院的要求已从单纯的医疗机构向医疗、预防、保健相结合的方向发展。医院也需要从单纯的技术服务向社会性服务转变。在这个转变过程中"健康教育"是关键的一个环节。通过各种形式的宣传、教育活动，使人们树立健康意识，自觉采纳有益于健康的行为和生活方式，起到预防疾病、促进健康、提高生活质量的目的。健康教育是卫生保健事业发展的必然趋势，是构建和谐社会的重要途径，也是改善医患关系的有效途径。

　　在这种大趋势下，李松博士和他的同事们一直坚持在各种报刊、杂志，如《羊城晚报》、《广州日报》、《南方都市报》等进行健康教育宣传。有一段时间，几乎每个星期的《羊城晚报》"天天健康保健"版都有他发表的文章。他们用通俗浅显的语言将健康知识讲给患者朋友们，患者从中获益匪浅，许多患者就是因为看到他们在报上的文章而慕名来就诊，也有的病人把他们写的文章剪下来，长期保存作为医疗保健指引。现在，他将这几年撰写的健康教育文章汇集成本《健康"心"行动》。

　　本书特别针对高血压、冠心病等这些发生发展与生活方式密切相关的心脑血管疾病患者，以及具有心脑血管疾病高危因素的人群，旨在把防病、保健、康复、调养的知识和方法传授给患者，涉及日常保健、膳食调理等多方面内容。其语言深入浅出，方法简便实用。

　　该书的出版过程对李松博士和他的团队来说也是一种历练，通过写作，他们也寻找到了一条比较完美的医学之路——技术、医疗和健康教育并重，从而真正做到了"宣传自我，发展自我"。

　　相信这本《健康"心"行动》一定会受到广大人民群众的欢迎和喜爱！

陈达灿
2012年2月

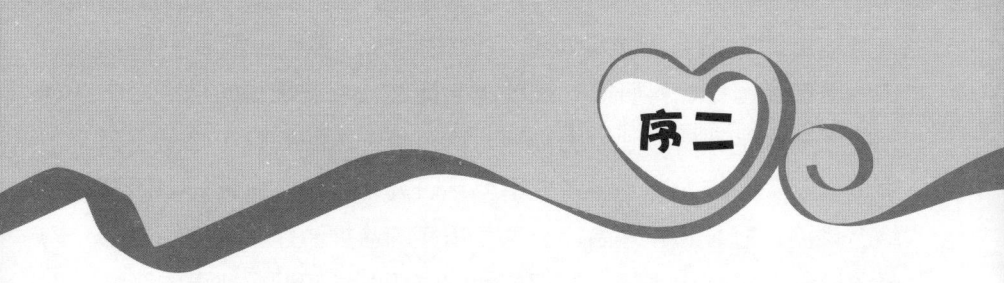

序二

  天地之间，唯生命最为珍贵。有生命适可成家立业，成就大任。生命的存续及其质量的基础，在于健康的身心。健康，是年轻人的根基，年长者的保障；是富裕者的幸福，贫穷者的财富。健康是整个生命和全部事业的支撑，失去健康也就没有了一切。

  虽然随着社会的进步，经济的发展，物质文化生活日趋丰富，但是现代人也面临着众多问题：紧张的生活节奏，工作的压力，心理的重负，关系的复杂，应酬的无奈等。诸如嗜烟酗酒等不良生活习惯，睡眠不足等作息紊乱，不科学、不合理的饮食，缺乏锻炼或锻炼过度、锻炼失当，肥胖或过度节食减肥，更是危害健康和寿命。亚健康、慢性疲劳综合征、抑郁症损害生命的质量；心脑血管病、肿瘤以及内分泌与代谢性疾病等，成为健康杀手。现代人深感健康之重要，生命之珍贵，养生保健越来越受到重视，医学科普读物的出版具有重要意义。

  然而也要看到，近年来畅销的养生类书籍良莠不齐，甚至于"伪养生"书籍被恶意炒作，忽悠、误导受众。因此对养生保健类出版物严格管理，从作者专业背景，从科学价值、知识性、可读性等方面确保质量，非常重要。当代社会呼唤高质量的医学科普读物，满足大众读者科学养生、防病健身的需求。

  有幸提前看到《健康"心"行动》书稿，认为很值得推荐。

本书的主编、副主编都是学通中西医，常年工作于中医、中西医结合医疗、科研第一线的医学博士，特别是主编李松为广州中医药大学教授、硕士生导师，广东省中医院心脏中心主任医师，曾赴美国作为访问学者从事科学研究，擅长心血管病中西医结合诊治，冠心病介入治疗及急危重症的监护治疗。编委们也都是该院的一线临床医师。他们广博的中西医学知识、严谨的医学专业素养和救死扶伤的医者风范，是保证编著质量的重要基础。他们重视医学科普，辛勤笔耕的精神，值得称道。

本书包括护心行动、四季养生、药膳飘香和芳草寻源四部分，汇集70余则医学科普文章，内容广泛，涵盖常见病预防，危重病急救，中西医药，药膳食疗等方面知识，并以中医药知识和常见病防治常识为重点，选题大多与大众日常养生保健、疾病防治密切相关。

本书写作语言流畅，深入浅出，通俗易懂。有些部分结合历史典故、民间传说，散文式的写作风格，饶有趣味。

这样一本面向大众，内容科学，知识性、趣味性、可读性强的医学科普佳作，读者细细读之，必将开卷有益。故为之序。

张文高
2012年2月

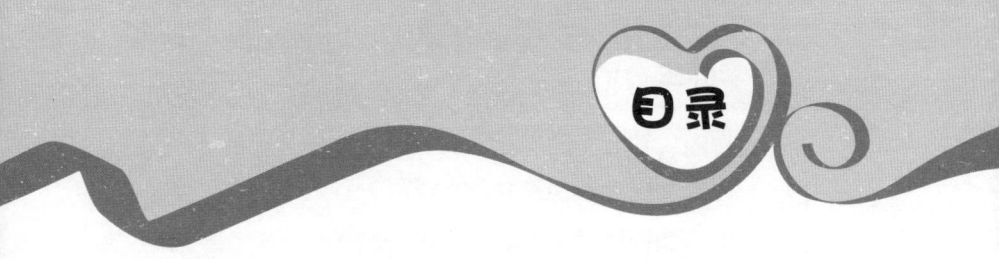

一、护心行动 001

（一）由中年教师猝死的悲剧说起／001

（二）寒冷，提防心肌梗死／003

（三）应酬忙碌更需防心肌梗死／004

（四）冠状动脉造影及冠状动脉支架植入手术简介／006

（五）自测血压要注意的问题／009

（六）正确量血压／011

（七）为什么要作24小时血压监测？／012

（八）您的血压达标了吗？／016

（九）关注高血压患者的"性福"生活／019

（十）台风频频，当防血压高／021

（十一）灰霾天气，应减少户外活动／022

（十二）感冒后心悸或是病毒"入心"／025

（十三）心脏病人冬季宜吃什么水果？／027

（十四）红酒益心脏，少量喝喝又何妨／031

（十五）血脂异常病人的"三大原则八项注意"／033

（十六）心悸、头晕，原是颈椎惹的祸／036

（十七）小便也晕厥／038

（十八）沉迷网络谨防猝死／040

（十九）注意中药的毒副作用／041

1

二、四季养生 045

（一）胸闷、憋气，"春困"作怪？／045

（二）春季咽痛需防风湿热／047

（三）雨季如何祛"湿"？／048

（四）天气潮湿，空调启用，螨虫出动——防螨迫在眉睫／050

（五）"春夏养阳"治冬病／052

（六）初夏时节谨防"病从口入"／054

（七）"上火"后如何清火？／056

（八）防暑：遮阳、补水、睡足／058

（九）老人御寒先护足／060

三、药膳飘香 063

（一）冠心病患者的中医食疗保健／063

（二）解暑生津——金银乌梅茶／067

（三）乌梅煲粥治胃炎／068

（四）乌梅食疗治常见病／069

（五）荷香决明瘦身茶／070

（六）电脑族的至爱——枸菊决明子粥／072

（七）祛湿别少土茯苓／073

（八）祛湿，土茯苓不一定要煲龟／074

（九）美女都爱土茯苓老鸭汤／076

（十）清肝祛湿溪黄草／077

（十一）南瓜全身都是宝，养生保健不可少／078

（十二）健脾益肺南瓜粥／080

（十三）百益果王——木瓜／081

（十四）健脾消食的木瓜沙拉／083

（十五）丰胸圣品——木瓜莲子乳／084

（十六）长寿食品——山楂／085

（十七）"老胃病"冬病夏治——山楂山药红枣粥／086

（十八）生津利咽——杨桃茶／087

（十九）蒲公英巧治痛风／089

（二十）蒲公英：祛湿解暑两相宜／090

（二十一）清热解暑——干荷菊花乌龙茶／091

（二十二）夏枯草：中药降压的另一选择／092

（二十三）老慢支"冬病夏治"——山药胡桃粥／094

（二十四）仙鹤草：功比灵芝／095

（二十五）心脏支架术后的饮食调理／096

（二十六）田七：心血管疾病的克星／098

（二十七）百合：初秋润肺止咳的首选／099

（二十八）秋季药食两用之佳品——佛手／101

（二十九）石决明：不单单是清肝明目那么简单／102

四、芳草寻源 104

（一）走近闽东畲族"青草医"／104

（二）东吾洋上石决明／107

（三）山上的植物海金沙／109

（四）"天生天养"话牡蛎／110

（五）董奉草堂杏林春／112

（六）青梅煮酒话乌梅／113

（七）"兴化桂元甲天下"／115

（八）枇杷满城报春来／118

（九）峭壁上的金樱子／120

（十）生生不息的野菜——鱼腥草／122

（十一）梅妃故里荔满城／124

（十二）九莲山下寻贯众／127

（十三）南少林寺边艾叶香／129

（十四）"栀子花，白花瓣"／131

（十五）默默守护阶前的麦门冬／134

（十六）海滩边的"香姑娘"——蔓荆子／136

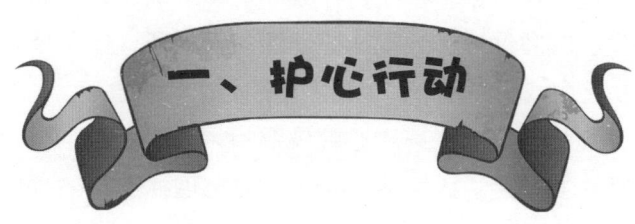

一、护心行动

（一）由中年教师猝死的悲剧说起

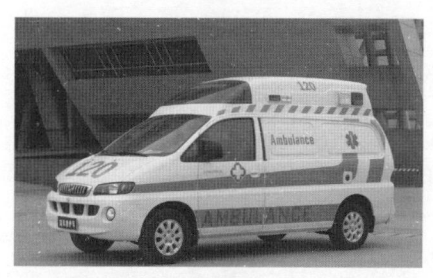

近日的一个下午，我们抢救了一个心脏骤停的中年患者，这个患者是急诊室接到"120"通知从广州大学城某大学课堂上接回来的。这位正在讲课的教师突然倒地出现猝死。救护车到达时学生们已经在课堂上做了较长时间的心脏按压，接回来后尽管我们组织多个专科全力抢救，时间长达3个多小时，呼吸机、心脏临时起搏器等都用上了，但很遗憾患者还是去世了。一般来说，事先无明显器质性疾病的患者，突然出现猝死的，只要是在病房里，绝大部分都是可以抢救过来的，更何况患者又是一个平素看起来很健康的中年人。事后我们通过详细了解当时现场的情况，询问患者家属和同事，分析得出，死亡很可能是由于严重心律失常导致的。

如此英年早逝的消息我们不时可以从媒体和身边得知。心脏骤停,是指各种原因所致的心脏突然停止有效搏动,泵血功能突然终止,造成全身循环中断、呼吸停止和意识丧失。临床以突然意识丧失、四肢抽搐、大动脉搏动消失为特征,伴呼吸断续或停止,皮肤苍白或明显发绀,是最严重的心血管病急症。

如果施救不及时,患者心脏停跳3秒就感头晕,10～20秒即发生昏厥,30秒后进入昏迷,40秒左右出现抽搐,60秒后呼吸停止,大小便失禁,60秒脑细胞开始死亡,超过10分钟脑细胞会出现不可逆转的死亡。所以,复苏开始的时间是生死存亡的主要影响因素!据研究,4分钟内开始复苏,50%可被救活,4～6分钟开始复苏,有10%可以救活,但如超过6分钟存活率仅4%,而超过10分钟存活可能性就很低了。可见,4分钟内开始心肺复苏为抢救的黄金时间。在医院外的场所,我们不能一味地等待医护人员到现场抢救,我们每一个人都应该学习自救互救知识,学习心肺复苏术。记住,时间就是生命,一边施救一边有人拨打急救电话。遗憾的是,对这位中年教师的抢救,救护车过了半个小时才得到通知赶往现场。

如何进行规范的心肺复苏术也是非常重要的,如果施救不当,不仅不能救活患者,反而会贻误病情。上面的这位中年老师,虽然学生们马上进行了心脏按压,但却并不规范。如果施救得当,为进一步的心脏复苏赢得了宝贵的时间,该患者是完全可以得到救治的。特别要提醒的是,按压前要摆好体位,让病人仰卧在地面或是坚实的平面上。在转动病人时,动作千万不要过于剧烈,要保持头颈一致与身体同轴翻转,以防脊椎受伤的病人进一步损伤而导致瘫痪。在施心肺复苏术的时候,两手掌重叠,置于胸骨的下段,肘关节伸直,借助身体重力向下,按压深度为4~5厘米,下压与放松各占50%时间,下压后完全放松,但手不要离开胸壁,频率为100次/分。一定要避免一些由于按压姿势、部位等的错误而导致的肋骨骨折、剑突压断而致肝破裂。心脏按压的同时一定要保持呼吸道通畅,先将病人的头部转向一侧,将口内有可能存在的异物如呕吐物、痰涎等清理干净,以防堵塞呼吸道。此外,病人有假牙的一定要取出。

(二)寒冷,提防心肌梗死

持续的寒冷天气容易导致急性心肌梗死发生。首先,寒冷可以导致交感神经兴奋性增加或冠脉痉挛,从而导致动脉粥样硬化斑块的破裂,血栓的形成,阻塞血管。其次,冬季是呼吸道感染的高发期,呼吸道的疾病也可诱发心肌梗死。特别是对于曾经有过心肌梗死的患者,需特别注意。有资料报道曾患心肌梗死的患者的再发心肌梗死率为心肌梗死的10%~20%,病死率较初发心肌梗死高3~4倍。所以对于冠心病人,应做好二级预防,防止心肌梗死的再发。

83岁的朱老伯是一个老革命,一到年底,许多社会活动都找上门来,有一天朱老伯又被请去出席一个庆典活动。回家后睡到半夜约3点来钟,他突然觉得剧烈胸闷,长时间不

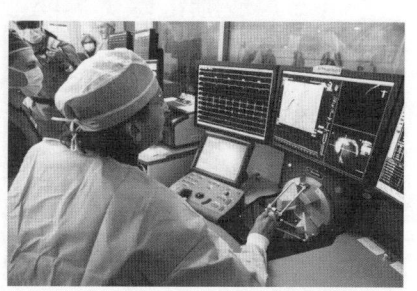

能缓解,并伴有冷汗淋漓、恶心呕吐,甚至一度神志不清。家人急忙把朱老伯送到当地医院,心电图提示是急性广泛前壁心肌梗死。经过抢救,老伯好转了些,家人连夜联系救护车把老人接到了我们医院。

由于患者急性心肌梗死已经过了"绿色通道"进行血管开通手术的时间窗,到院后,医院对他采取了密切监护和保守治疗,采用中西医结合的方法,让病人平稳过渡到1周后进行了择期冠状动脉介入治疗。正如术前分析的一样,朱老伯心脏有两条重要的血管发生了严重堵塞,于是我们给他堵塞的血管放入了两枚支架,经过一个星期的中西医治疗,朱老伯可以康复出院。

在此提醒,老年人需要特别注意的是保持平和的心态,加强休息,尤其是在冬天寒冷季节,又值岁末应酬多的时候,过劳最易诱发急性心肌梗死。除了在预防心肌梗死时注意戒烟,控制体重,降低血脂,控制血压、血糖,坚持服用抗血小板聚集的药物,如阿司匹林等措施以外,同时,还要注意天气变化,做好保暖。晚餐不要过饱,饮食以清淡为主。避免观看激烈、紧张、惊险的影视节目。而且最好平时与家人同居一处,如发生异常情况能即使得到处理和抢救。

(三)应酬忙碌更需防心肌梗死

寒冷、气候多变容易导致急性心肌梗死发生。原因有二:首先,寒冷可以导致交感神经兴奋性增加或冠状动脉痉挛,从而导致动脉粥样硬化斑块的破裂,血栓的形成,阻塞血管;其次,冬季是呼吸道感染的高发期,呼吸道的疾病也可诱发心肌梗死。特别是对于曾经有过心肌梗死的患者,需特别注意,有报道称患心肌梗死的患者的再发心肌梗死率为心肌梗死的10%~20%，病死率较初发心肌梗死高3~4倍。所以对于冠心病人，应做好二级预防，防止心肌梗死的再发尤为重要。特别是对于老年人，本来已经体力下降，因为一系列的应酬活动导致体力透支，从而诱发急性心肌梗死的情况不在少数。

66岁的王老伯是一位老教授，利用岁末春节专门从哈尔滨来到广州儿女家探亲，由于亲朋好友较多，虽已退休的王老伯依然不得清闲，频频被邀请参加各种社会活动，由于盛情难却，不得不奔波劳累。有一天陪亲戚花一上午购年货的王老伯，回到家里休息了一阵后，突然觉得剧烈胸闷，长时间不能缓解，并伴有冷汗淋漓、恶心呕吐。家人急忙把王老伯送到我们医院急诊室，心电图提示是急性广泛前壁心肌梗死，同时在下壁的导联还有异常的Q波，提示近期内还发生过下壁的心肌梗死。医院马上通知急性心肌梗死"绿色通道"的医生赶回来抢救，经过冠脉造影，正如术前分析的一样，王老伯心脏有两条重要的血管发生了严重堵塞，一条是左冠状动脉前降支，一条是右冠状动脉，另外左冠状动脉回旋支也有轻度的狭窄。于是我们给患者在"罪犯血管"前降支放入了1枚支架，1周后又在右冠状动脉放入1枚支架。又

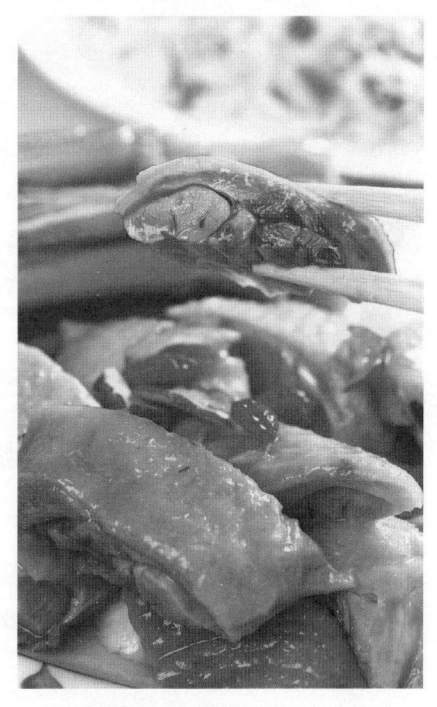

经过1周的西医治疗,并采取了中医药的调理,患者已经康复,红光满面、高高兴兴地出院了。

事后医生和家属一起分析患者的病情,认为王老伯在前不久就已经出现过一次心肌梗死,只不过上次没这次严重,这次发病是第二次心肌梗死了。果然一问,王老伯回忆起1个月前也是在参加一个老朋友的聚会后曾经出现过一次胸闷痛。不过我们造影的结果发现,患者的堵塞血管周围已经长出了好多密密麻麻的小血管,好像树根一样,我们在医学上把这些树根一样丰富的血管叫做"侧支循环",可能与入院后坚持服用中药治疗,例如人参、五爪龙、田七、川芎、牛膝、山萸肉、枸杞、女贞子、旱莲草等益气养阴、活血祛瘀的中药有关。出院前我们复查患者的心脏彩超,发现如此大面积的血管堵塞,本来心功能应该比较差的,可结果出来,患者的射血分数(反映心脏功能的指标)竟然高达65%。

老人出院前带了常规的西药,还有一包包侧重于健脾益气、祛瘀化痰的中药。出院前,我们一再告诫他,老年人需要特别注意的是避免劳累,加强休息,尤其是在冬天寒冷季节,过劳最易诱发急性心肌梗死。

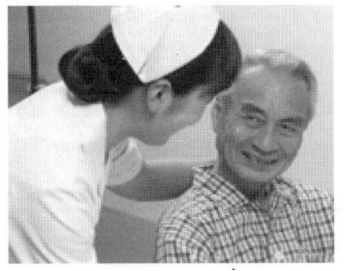

(四)冠状动脉造影及冠状动脉支架植入手术简介

冠心病是指供应心脏的血管——冠状动脉发生粥样斑块增生或合并血栓形成,导致的管腔狭窄、阻塞,引起冠状动脉供血不足、心肌缺血或坏死的一种心脏疾病。由于心脏在不停地跳动,这就需要有大量的能量源源不断地供应,而其所需要的能量和氧气都来自于冠状动脉，可以想象，如果冠状动脉发生狭窄或者闭塞，心肌得不到血液和氧气的供应，必然会发生损伤甚至坏死。造成冠状动脉狭窄和闭塞的原因非常多，其中最常见的是粥样硬化斑块。所谓粥样硬化斑

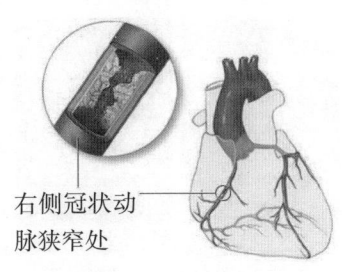

右侧冠状动脉狭窄处

块，就是一种硬化斑块，外观上像我们平时熬煮的米粥一样，它突入血管腔，造成血管狭窄甚至闭塞，如同自来水管或水壶嘴被长年逐渐堆积的水垢堵塞一样，从而导致心肌的血流量减少、供氧不足，就成了冠状动脉粥样硬化性心脏病，也就是我们常说的冠心病。

冠心病多见于中老年人，特别是工作环境紧张、缺乏体力劳动者以及合并有高血压、糖尿病的患者，女性发病年龄较男性晚。目前，心肌梗死发病的年龄有越来越年轻的趋势，甚至有人30岁左右发生心肌梗死。当在日常生活中出现下列症状时，应提高警惕，及时就医，以便早期发现冠心病：

（1）劳累和紧张时突然出现胸骨后或左胸部疼痛，可伴有汗出，或者疼痛放射到肩、手臂或颈部，持续3~5分钟，休息或者含服丹参滴丸等药物后可缓解。

（2）进行上楼或爬山等体力活动时，比以前容易感到胸闷、心悸、呼吸不畅。

（3）饱餐、寒冷、看惊险影片或电视时感心悸、胸闷。

（4）晚间睡眠枕头低时感到憋气，需要高枕卧位，熟睡或噩梦过程中突然惊醒，感到心悸、胸闷、呼吸不畅，需要坐起后才好转。

怀疑冠心病的患者可以通过进行心电图、心脏彩超、冠状动

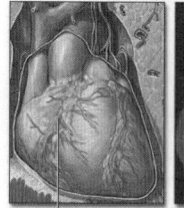 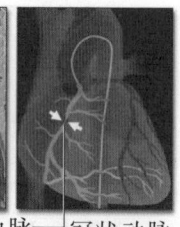

冠状动脉狭窄处　　冠状动脉造影图像

脉CT、冠状动脉造影等检查协助诊断，其中冠状动脉造影是诊断冠心病的"金标准"。

冠状动脉造影是将特殊的导管经大腿处股动脉或上肢桡动脉处穿刺后插至冠状动脉开口，选择性地将造影剂注入冠状动脉，记录显影过程，用以判断冠状动脉是否存在狭窄以及狭窄的严重程度。有些患者误以为冠状动脉造影是一种"手术"，从而对冠状动脉造影产生畏惧心理，其实冠状动脉造影术在局麻下进行的。由于人的血管及心脏内均无感觉神经，因此病人只在局麻时感到轻微疼痛，其余过程无明显不适。术后需平卧18~24小时，某些病人可能会感觉腰背酸痛不适，起床活动后症状即可消失。因此，建议存在活动后有胸痛、憋闷等症状的患者应尽早到医院进行冠状动脉造影检查，排除或明确冠心病，以免耽误病情，造成更大的损失。对于冠状动脉病变程度严重、心绞痛发作频发的患者，还可接受冠脉支架植入治疗从而达到改善心肌血供、缓解症状，提高患者生活质量，降低病死率的目的。

冠状动脉支架植入手术是在冠状动脉造影的基础上，沿着特制的导管及导丝，将球囊导管和支架等介入治疗器械放至冠状动脉目标部位，对其狭窄病变进行扩张、疏通的一类心导管治疗技术，使血管疏通，心肌恢复正常供血，达到"立竿见影"的治疗效果。随着介入治疗器械的不断改进和技术的日趋成熟，冠状动脉介入治疗的手术成功率已经达到95％以上，各种并发症的发生率在5％以下，其中严重并发症更低于1％。特别是在有完善设备的较大的医院和导管室，由有经验的手术医师进行手术，安全性是有保证的。

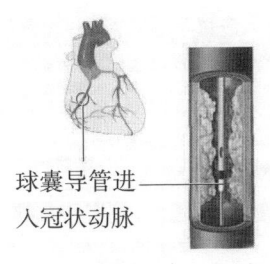 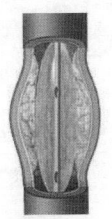 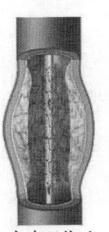 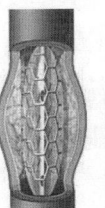 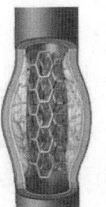

球囊导管进入冠状动脉　　球囊扩张　　支架进入冠状动脉　　支架打开　　支架放在冠状动脉中

但是需要提醒的是介入治疗作为有创的诊断治疗手段，还是有风险的。每一个患者的自身条件和身体状况不同，病情变化等诸多因素有时在术前是难以预测的。因此，在术前一定要充分了解手术的风险和相关并发症。

此外，做了冠状动脉支架植入手术并不代表一劳永逸，有些患者认为放了心脏支架就万事大吉了，血管可以永远保持通畅了，因此饮食、用药、抽烟喝酒等方面随意放松，结果导致病情复发。冠脉支架植入手术后的患者都需要系统服用抗凝、调脂、扩张血管等药物，以便巩固治疗效果。出院后的患者建议每月来心脏专科门诊复诊1次，半年后可延长至每三个月复诊1次，以便调整药物剂量及尽可能早发现、早处理新发的病症。支架术后没有症状也应该在9~12个月造影复查，以便明确支架内有无再狭窄及冠脉新发病变，以便采取相应的治疗措施。

(五)自测血压要注意的问题

随着科技的发展，为方便患者自测血压，出现了电子血压计。不少高血压患者都提出过同样的问题：电子血压计测血压准吗？许多研究均对此问题进行了探讨，结果发现，正规大厂家生产的电子血压计，只要测量方法正确，测得的收缩压和舒张压并无多大差别。但是，电子血压计测血压时，需要注意许多问题。如袖带捆扎、传感器放置不当、身体运动及周围环境干扰等情况会导致误差，故不在周围有电场的地方使用，防止其受干扰，影响准确度；测量血压时手臂要伸直放松、不要移动、不要用力、不要

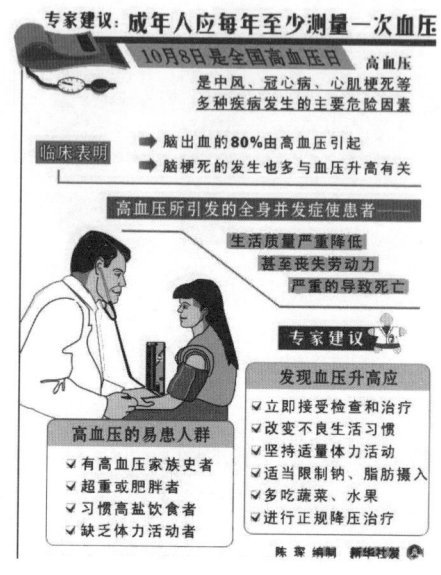

说话；测量血压时不要振动放置血压计的桌子；保证电源电量充足，因充气球和液晶显示均需耗电，电力不足也会影响准确性。而且由于电子血压计采用的原理与水银柱血压计采用的原理不同，因此，电子血压计不适合下列人群使用：①过度肥胖者；②心律失常者；③脉搏极弱，严重呼吸困难和低体温病人；④心率低于40次／分和高于240次／分的病人；⑤帕金森病患者。

高血压患者应养成定时自我监测血压的习惯，尤其对血压不稳定或正在调整降压药物的患者，每天应检测血压3～4次，如早晨起床前、中午、下午和睡前各测1次。首次测血压的患者，应分别测量左右上肢的血压，左右两侧血压不同时，以较高一侧的读数为准。测血压时，一般需重复测2次，取其平均值；如果2次测量的收缩压或舒张

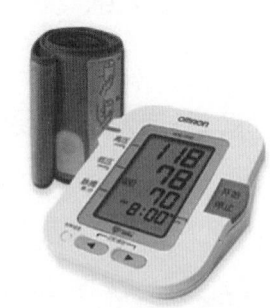

压读数大于5毫米汞柱,则应相隔2分钟再次测量然后取3次读数的平均值。重复测量血压时,应将气袖完全放气2~3分钟后再测。有的患者冬天穿着好几件毛衣,因嫌麻烦而不愿脱衣袖,只是用力把衣袖往上捋,这样,测得的血压就会偏低。

正确掌握自测血压的方法和时间,能较客观地反映用药后的效果,帮助医生及时调整药物剂量及服药时间,决定是否需要联合用药以达到更好地控制血压的目的。但是对于那些有"白大衣高血压"的患者,也就是那些平时血压正常,一到医院见到大夫血压就升高的患者朋友,或者那些容易紧张的患者,我个人反倒建议患者不要过于关注自己的血压,每天固定3个时间(起床前、中午和睡前)量血压即可,否则时时把精力放在血压的数值上反而会由于紧张使得血压升高更明显。

(六) 正确量血压

我国每年因心脑血管病死亡者高达1 700万,而高血压病的知晓率、治疗率、控制率都很低,生活条件好一点的地区控制率也只有30%。鉴于这种情况,世界卫生组织号召让血压计进万家,鼓励病人自测血压。但我国高血压病人自测血压的比例仍然很低,就拿上海市为例,2005年上海市高血压病人自测血压者仅占18.7%。即使那些经常自测血压的病人,也存在许多误区。在出诊时经常听到高血压病人问到许多问题,比如"一天量多少次血压好?""量哪只胳膊好?""选什么血压计好?""怎么量血压才准?"……

测血压时必须保证心态和体态都平静,否则会使所测收缩压和舒张压都增高。测血压前30分钟内禁止吸烟和饮用咖啡,至少

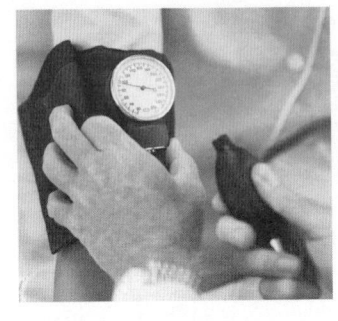

休息5分钟。使用水银柱式血压计前，汞柱开关打开后确保汞柱凸面水平在零位。被测量者最好取坐位，坐于有靠背的椅子上，也可取仰卧位。无论采取何种体位，被测者的上臂、血压计应与心脏处于同一水平。被测上臂裸露，伸开并外展45°为宜。将血压计袖带紧缚于被测者上臂，气囊中部对准肱动脉，袖带的松紧以恰能放进一个手指为宜。袖带下缘在肘弯上2～3厘米。将听诊器膜面置于肘窝部肱动脉搏动处。使用水银柱式血压计确保汞柱凸面水平在零位，测量时使袖带气囊快速充气，应同时听诊肱动脉搏动音，观察汞柱上升高度，在气囊内压力达到肱动脉搏动音消失后，再升高20～30毫米汞柱。然后，松开气球上的放气旋钮，使气囊匀速缓慢放气（下降速率2～3毫米汞柱／秒），同时应水平注视汞柱凸面。在放气过程中，仔细听取柯氏音，当听到第一次肱动脉搏动声响（柯氏第一音）时汞柱凸面所示数值为收缩压；当随汞柱下降声音突然变小，最终消失时（柯氏消失音）汞柱所示数值为舒张压。血压检测完毕，将气囊排气，关闭开关卷好袖带，平整地放入血压计盒中。水银血压计每次使用完毕一定要关上水银储存器的开关。为了防止水银的泄漏，每次用完，应该将整个血压计的盒子向右倾斜45°，让水银全部倒流回水银表旁边的储存器里，然后关上开关。

（七）为什么要作24小时血压监测？

长期以来，人们一直用血压计测量血压，这种方法称偶测血压。偶测血压在发现高血压患者，指导高血压的治疗、评价患者的预后及在进行预防保健方面均起到了重要作用。但偶测血压还有一些不足，比如说，有的病人在医师诊室偶测血压已经控制在正常范围而仍然发生靶器官损害和心血管疾病；也有的病人在医师诊室血压很高但并未出现心、脑、肾的损害，这就使得很多高血压患者感到困惑。除此之外，偶测血压的不足还包括：

（1）部分轻度高血压患者，由于血压只是某些时间升高而容易延误诊断。

（2）从血压值上不能提出原发性高血压和继发性高血压区别要点。

（3）无法根据血压波动的高峰时间合理用药。

因为不能更准确地评价高血压及其靶器官损害的严重程度，所以不能更有效地预防或减轻靶器官损害或心血管疾病。

为了解决以上问题，医学专家采用对高血压患者进行24小时动态血压监测的方法以掌握血压变化的规律。多年的医学实践证明，应用24小时血压监测就能克服目前偶测血压存在的上述问题。广大高血压患者及其家属掌握有关24小时血压监测的基本知识及其临床意义，对进一步了解自己的诊断、治疗及预防保健工作有实际意义，因此在高血压诊断治疗的实践中应充分使用24小时血压监测这一科学技术。

所谓24小时血压监测，就是将一种特定的动态血压记录仪佩带在受检对象的上肢和胸部，仪器自动定时记录受检者24小时血压，发现受检者日常活动（如运动、锻炼、工作、生活、休息和睡眠）中的血压变化。

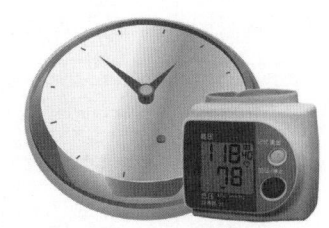

医学研究证明，人的血压是有波动的，而波动是有规律的，有70%高血压患者呈两个高峰和低谷，即所谓的"勺形血压"。早晨8点左右为第一个高峰，之后血压开始下降，由于中午午休，正午12点至下午1点常常出现白天血压低谷；下午2点后血压又开始上升，在下午6点左右血压是一个大的高峰；然后血压开始下降，在深夜12点出现最低点，过后血压上升，到第二天再次出现高峰。有25%的病人只有下午一个高峰而没有早晨的高峰。特别是少数（5%）的高血压患者只有早晨一个高峰，而白昼和下午没有高峰。

因此，动态血压监测的方法对上述两方面的例子都能够得到圆满的解决。而且，做24小时血压监测能早期发现高血压患者和发现"白大衣高血压"，还能协助鉴别继发性高血压。

部分高血压患者仅在上午6~8点或下午6~8点血压升高，如果仅在上班时间（上午8点至下午5点）依靠偶测血压较易漏诊。故对可疑高血压患者应进行24小时动态血压监测，或在两个血压高峰时间测量血压，以及时发现高血压患者。

还有一部分高血压患者由于心理因素或情绪紧张，在医师诊室检测时发现高血压，甚至接受几种药物治疗后血压也难以控制，表现为顽固性高血压特点。如果让这些病人在家里自己观察血压并不高，用24小时动态血压监测发现仅在医院时血压高，而离开医院后血压完全正常，称为"白大衣高血压"。这类病人一经了解自己血压高的原因之后，就会消除紧张急躁情绪，主动配合医师治疗。及时发现"白大衣高血压"患者，调整其生活方式和适当选用抗高血压药物治疗，会得到理想的治疗效果，这对减轻病人经济负担和避免不必要的药物不良反应有实际意义。

众所周知，在未治疗的高血压病人中，患者心、脑、肾等重要器官可发生一系列病变，如左心室肥厚、心功能衰竭、冠心病、脑血栓形成、脑出血等。这些病症的发生率和严重程度与血压值高度密切相关，特别是与24小时血压平均值、夜间血压平均值的关系更加密切，即平均收缩压和舒张压越高，靶器官的损害程度越严重。有研究显示，平均动态血压值低于120/80毫米汞柱者很少见到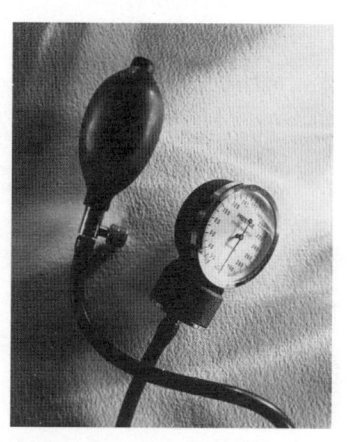高血压靶器官损害，平均动态血压值超过160/100毫米汞柱者会出现不同程度的高血压靶器官损害。

夜间血压升高比偶然血压增高对患者心、脑、肾的影响更为严重。例如，夜间血压升高的病人容易发生左心室肥厚，而左心室肥厚是心血管疾病发生和死亡的独立危险因素。预防和及时发现并逆转左心室肥厚是近年抗高血压治疗的重要进展。因此，动态血压监测发现夜间血压升高者，应做好左心室肥厚的预防和逆转工作，以便进一步预防冠心病、脑血栓形成及心功能衰竭的发生与发展。

在夜间血压下降率大于20%的老年人中，脑血管疾病发生率明显增加。因此，对老年人进行24小时血压监测、评价和预测心血管疾病发生情况，并对高危人群及时采取措施，对保护老年人健康长寿是很重要的。

24小时动态血压监测能及时发现高血压患者，并协助诊断继发性高血压疾病，使所有高血压病人得到及时而合理的治疗。对于中度、重度高血压病人，及时测量24小时平均血压，夜间平均血压、血压波动范围及夜间血压下降率，及时采取以控制血压为主的综合治疗措施,就能预防心、脑、肾有关疾病的发生。

将运动中或血压波动高峰时的血压控制在理想水平,应充分应用动态血压监测来评价药物和抗高血压治疗方案,特别是老年人或中度、重度及顽固高血压患者,在接受新的药物和新的治疗方案后,最好用24小时动态血压监测来评价疗效。

(八)您的血压达标了吗?

不少人会关心自己的血压是否正常,按照世界卫生组织建议使用的血压标准是:凡正常成人收缩压应小于120毫米汞柱,舒张压小于80毫米汞柱。如果成人收缩压大于或等于140毫米汞柱,舒张压大于或等于90毫米汞柱为高血压;血压值在上述两者之间,舒张压在80～89毫米汞柱之间,为高血压前期。

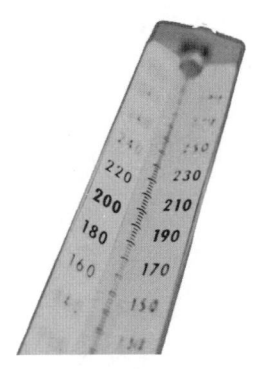

诊断高血压时,必须多次测量血压,至少有连续两次舒张压血压的平均值在90毫米汞柱或以上才能确诊为高血压。仅一次血压升高者尚不能确诊,但需随访观察。

对于高血压人群来说,血压达标很重要。因为只有血压达标,才能避免心、脑、肾、眼底并发症的发生。世界卫生组织规定的控制血压目标为135/85毫米汞柱,合并糖尿病的高血压病人要求更低些,收缩压为110～130毫米汞柱,舒张压为70～80毫米汞柱。研究证明,血压下降5毫米汞柱,一年内可使脑卒中风险下降50%,心肌梗死下降24%,因此,血压达标有十分重要的意义。

而病人的血压不达标,主要有五方面的原因:一是认识不足,没有认识到达标的重要性。得了高血压病需要终生服药,但许多人认为血压高点不算啥,长期不用药,或吃两天血压下来了就停药,这种现象在没有症状的高血压人群中非常普遍。二是治疗方案不当。病人见1片药效果不好,就吃2片、3片,不去找医生调整用药。三是单纯依赖药物,没有良好的生活方式。如白天吃降压药,晚上却喝酒、吃香辣肥厚食品,或经常通宵熬夜,这些都让血压很难达标。四是合并其他疾病未得到有效控制。如肥胖、糖尿病,尤其是体型像枣核的腹形肥胖,体重如果能降下来,腹围达标了(男不超过90厘米,女不超过80厘米),许多人血压也会正常。五是情绪调整不好。对于从事证券、房地产等高风险性职业的人群,心态调整不好导致的焦虑失眠、紧张劳累,都能导致血压升高。

那么,如何才能使血压达标呢?一句话:调整治疗,改善生活方式。

针对部分病人治疗方案不当,我们认为,如果病人服用一种降压药效果不好,可以考虑用两种,国际上非常推崇两种中小剂量降压药联合用。原因是,对于每一种降压药来说,降压效果是"10"的法则。也就是说,每一种降压药可降低血压10毫米汞柱。如果想进一步达标,往往需要两种药物中小剂量的联用,才起到效果倍增的作用。而单纯使用一种药,即使增加一倍剂量,效果只能增加1/3,而副作用反倒大大增加。如果三种以上降压药联用,血压依然不达标,叫"顽固性高血压"。这种病人需要查一下是

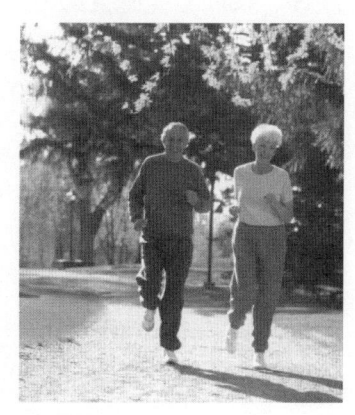

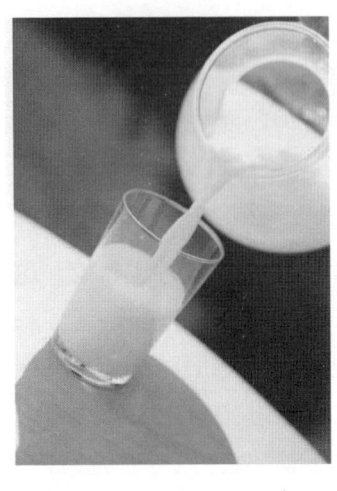

否有肾动脉狭窄、肾上腺瘤或肾功能出了问题。老年人需要注意有无甲状腺疾病。

高血压是个身心疾病，还与生活方式密切相关。如每天坚持喝牛奶，其中富含的钙可使血压降低2～4毫米汞柱；每天进食0.5～1千克蔬菜水果，丰富的钾可使血压下降2～4毫米汞柱；每周做5次有氧运动，每次半小时，又可使血压下降8毫米汞柱。这样算下来，改变生活方式，血压就可下降10毫米汞柱以上。这也是一些早期轻症高血压不需用药即可控制病情的原因所在。

这里要提醒的是：血压达标要求全面、全天候。有些老年人买个电子血压计搁在家里，早上量晚上量，偶尔有两次正常就很高兴，认为自己达标了。其实，达标绝不是偶然测血压正常，而是24小时全天候血压达标。正常人血压在早上6~7点开始升高，9～10点达到第一高峰，中午11～12点下降，下午4~5点达到第二高峰，夜间零点降为最低，这种"两峰一谷"的变化像个勺子。而有的人夜间血压升高，医学上称其为"反勺型"，这种不易发现的高血压像夜间杀手，更容易引发脑卒中、心肌梗死事件。所以，达标不仅是数值，还包括正常血压在各时间段的变化规律。老年人可以通过24小时动态血压检测了解自己的血压波动情况。

血压达标的目的是预防心脑血管并发症。所以，要想达到血压达标这一目的，在降压的同时还一定要注意血脂、血糖达标。因为引发心脑血管并发症的危险因素有很多，如果血压、血脂、血糖都达标了，就可使脑卒中、心肌梗死风险大大降低。

（九）关注高血压患者的"性福"生活

德叔最近总觉得自己变得"力不从心"，原本总是"性趣勃勃"的他最近对于夫妻生活也是缺乏"性趣"，平时生活中也变得没有以前那么自信了，还听信那些小广告的危言耸听悄悄地买了一些所谓的壮阳药来吃，结果是没吃几天，本来控制得挺好的血压又升高起来，整天面红头晕的。过来医院就诊，经过追问，德叔才支支吾吾地反映了这个情况，这时候我才明白德叔一直控制得很好的血压又升高的根本原因。原来，在前不久因为天气变化，德叔的血压有些不稳定，医生给他加服了倍他乐克降压。

倍他乐克是一种以 β_1 肾上腺素能受体阻滞作用为主（心脏选择性）的药物，因此很适合于治疗高血压和心绞痛。对高血压病人能显著降低血压，但并不引起体位性低血压和电解质紊乱，因此是临床最常用的降压药之一。虽然绝大多数降压药物都会引起男性勃起障碍，但是在倍他乐克上表现得更为明显，约有52%的高血压患者伴随有阳痿，这其中有30%以上考虑为服用降压药物引起，大约有50%的病人反映在长期服用倍他乐克之后出现不同程度的性欲减退或勃起障碍。

在临床上，我们常用更换不同类型的降压药来取得避免同类降压药物引起男性性功能障碍，像德叔这样的情况并不少见，我国高血压病患病年龄越来越倾向于年轻化，新发

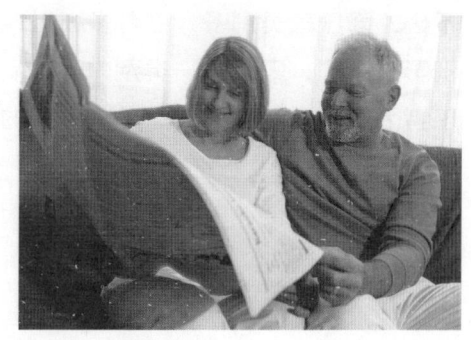

现的高血压患者很多只有40岁出头，而正是这个年龄段的人对性生活的质量更为看重。试想在一个男人最黄金的年龄，应该意气风发的时间里，突然发现自己已经不行了，该是怎样的痛苦？

既然发现了问题，就要有人去解决。究竟有没有一些药物既能使血压下降，甚至血压下降达标，而药物又不影响生活质量呢？答案是肯定的，除了倍他乐克外，其他几种降压药物对性生活的影响其实并不十分突出，特别是降压药物新成员血管紧张素Ⅱ受体阻滞剂类药物，即是常说的沙坦类降压药，也几乎没有影响性生活质量的问题，一些目前并不常用的降压药如利喜定等 α_1 受体阻滞剂等不但没有影响性生活质量的问题，反而具有一定的改善性生活水平的功能。但是由于各种因素，如经济因素、药物副作用、降压效果等的考虑，往往并不是一开始就使用这些对阳痿没有影响的药物，而是选择了倍他乐克等，原因无他，因为像倍他乐克、硝苯地平、氢氯噻嗪等对性功能有抑制作用的药物，在降压方面具有其特殊而又强大的功效，比如倍他乐克除了降压外还可以预防冠心病心绞痛发作等。

经过调整药物及详细讲解降压药物的各种副作用之后，德叔终于放下心头大石，拿着新开的降压药回去。因为受我国的传统思想影响，很多男性在发现阳痿之后常常羞于启齿，其实这大可不必，降压药类别多、品种多，对性功能的影响不仅因不同的类别影响不同，即使同一类别内不同品种的影响亦不相同；不同的患者因个体差异也会对这种副作用的反应不同。在降压过程中，需要患者与医生或药剂师坦诚沟通，然后由医生仔细甄别，才能找到适合患者个体的降压药，不能因此而影响到自己的生活，有时候甚至影响到家庭生活。

（十）台风频频，当防血压高

近期台风频频正面袭击广东，国庆前后，号称历史同期最强台风的"黑格比"在广东电白沿海登陆，紧接着台风"蔷薇"叩门东南沿海，"米克拉"持续影响南中国，近日"海高斯"又给我们带来强暴雨天气……

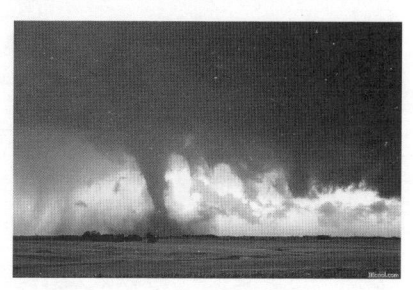

广东的初秋本来就是心脑血管疾病的高发季节，尤其是漫长的"秋老虎"肆虐，加上今年台风频发，台风前后天气的剧烈变化，气压不稳，导致人们在台风来临时情绪波动、心情烦躁，这一切更加重了心脑血管疾病的发作，最典型的莫过于高血压病。

台风来临之前气压低，空气中含氧量也相应降低，必定会给患者心脏带来负担。有心脑血管疾病的人，往往会觉得心慌、气短、胸闷等症。而与此同时相伴出现的情绪低落或者心情烦躁，对于高血压尤为不利，导致血压的突然升高，甚至带来更加严重的中风危险。

如何使高血压病患者的健康尽量受台风影响更小些呢？

最重要的是按时按量服药，平稳降压。有的老人被送到医院，是因为其台风前不服药血压也挺正常的，就自己减了药量。也有的因为台风来临事情繁忙忘了服药，结果台风一来，随着低气压，还有气温骤升骤降，高血压也就发作了。

台风前后气温的变化极大，刚刚还是闷热难耐，很快就又是狂风暴雨，温度迅速下降。这种气候的骤然变化对于高血压患者来说尤其不利，如不注意保暖，冷热变化的影响足以导致血压急剧波动。所以在台风到来期间，既要注意防暑降温，同时还要防凉保温。另外，秋季来临，很多人都习惯按"春捂秋冻"的原则来进行保健，在秋季来临时尽量少添衣物是可以的，但切不可过于贪凉，尤其是此时早晚气温较低，应根据气温变化增减衣服。

再者就是注意控制情绪。台风前的闷热天气，使人的心情也变得低落，容易发火。《灵枢·百病始生》曰："喜怒不节则伤脏。"如果不能控制情绪，也容易出现血压骤升，增加中风的危险。而子女们在台风频发的季节，则应更多关心父母的情绪变化，尽量开导。

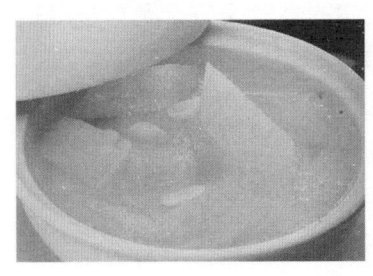

台风来时虽天气闷热，但毕竟已然秋季，所以要特别注意养阴润肺。可以选用一些具有养阴润燥功能的食物和中药来调养，比如西洋参、燕窝、沙参、麦冬、石斛、玉竹等，平时可以多吃一些如雪梨、甘蔗、荸荠、柚子、枇杷等具有很好润燥功效的水果，或者乌鸡、猪肺、龟肉、银耳、蜂蜜、芝麻、莲藕、核桃等食品。

很多老人家在台风来临时嫌看病麻烦，轻度不适时没引起足够的重视，结果一拖再拖，错过了医药干预的最佳时间，甚至出现中风。在此告诫患者：一旦感觉不舒服，要及早看医生接受治疗。

（十一）灰霾天气，应减少户外活动

冬去春来，本是鸟语花香、气候宜人的季节，不知您是否注意到，近年来在人口集中的大中城市，由于汽车数量的增加，尾气的排放越来越严重,经常会出现一种似云非云、似雾非雾的天气,天空很少见到蓝天白云,这就是灰霾天气。灰霾天气的经常发生会给人体带来很大危害,引发多种疾病,这些天我们医院接诊因为灰

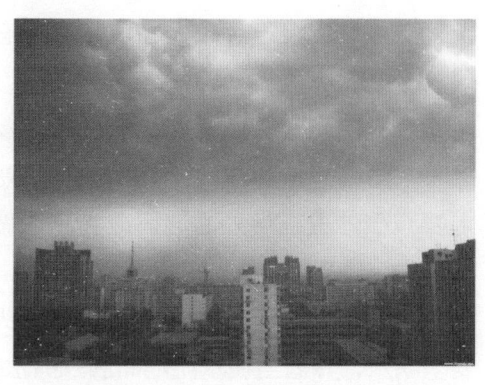

霾天气而致病,并诱发心血管等疾病而住院的人数显著增加。

气象上把大气中悬浮的大量微小尘粒、烟粒或盐粒的集合体,使空气混浊,水平能见度降低到10千米以下的一种天气现象称为灰霾天气。霾中所含有的有害物质如二氧化硫等能直接进入并黏附在人体上下呼吸道,容易引起鼻炎、支气管炎、哮喘等病症,长期处于这种环境甚至还会导致肺癌。同时,灰霾天气还导致近地层紫外线的减弱,使空气中传染性病菌的活性增强,增加了传染病的流行机会。

其实,灰霾天气对于心血管疾病的影响是非常大的。首先,心血管疾病患者常常因为灰霾天气而使呼吸困难而诱发心力衰竭。同时,由于灰霾天里往往气压较低,使人容易产生烦躁情绪,从而引起血压升高。另外,灰霾天导致的肌体的缺氧状态还会增加中风、心肌梗死的发生率。家住市中心繁华城区的梁伯一直患有冠心病,多年来坚持清晨在户外锻炼,这天却在慢跑十来分钟后感觉胸闷很严重,幸亏被其他路人发现并送到医院,才发现是心绞痛又发作了。

我们如何应对灰霾天气呢?

灰霾会对人体健康有一定的危害,因此,做好环境保护工

作，减少烟尘废气污染，特别是采取有效措施控制机动车辆大量尾气的排放是非常必要的。

对于那些有心血管疾病的患者朋友，当预报有或已经出现灰霾天气时，应该减少户外活动，特别是年老、体弱多病的人，一定要减少外出，户外锻炼可改在室内做操，以免吸入更多的大气污染物。每天晚上8~10点是污染的高峰期，行人勿在隧道口、马路旁逗留。一定要外出，戴上口罩不失为一种有效的防护措施。要多喝水，并适当在水泥地面洒一些水，压灰尘。

我们也要特别提醒老年朋友们，灰霾也会影响人们的心理健康，就像晴朗的天气会使人们拥有好心情一样，灰霾的天气容易让人心情不好，产生悲观情绪，如不及时调节，很容易失控。所以老年人要在这样的天气下注意情绪调节，光线太暗时，尽量打开电灯，听听音乐，尽可能地控制忧郁、烦闷情绪，防止疾病的发生。

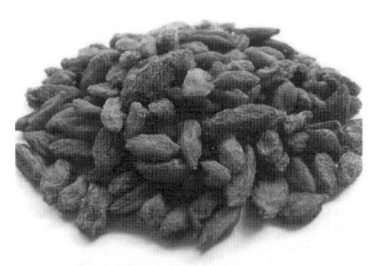

其次，春季为万物生发之际，在中医五行中与肝脏同属于木，而肝喜润而恶燥，因此春季的保养特别应当注意滋阴养肝，可泡服一些益气滋阴、柔肝润肺的中药材将有助减轻灰霾对人体的影响，如枸杞子、五味子、太子参、麦冬、石斛等。常饮绿茶、菊花茶。也可多摄取一些清肺养阴、化痰散结的食物，多选用蛋类、萝卜、丝瓜、梨等，少食辣椒等刺激性较强的食物以及巧克力等糖分过高的食物。而一旦出现头晕、胸闷等症状应立即去医院检查治疗。

(十二)感冒后心悸或是病毒"入心"

"医生,我觉得这几天心脏总是有时候'怦怦'乱跳,有时候却又几秒钟才跳一下,而且总是觉得胸闷、气促,浑身都不自在,这究竟是怎么回事?"前不久,一名初中生和一名大学生相继到我们医院求诊,他们都对医生说出了类似的症状。心电图显示,两人的心律确实如两人的描述那样出现了异常。

在询问病人病史的过程中,我们发现两人在以上症状出现之前,都曾经得过流感。经过进一步检查,两名年轻人确诊为感冒引起的病毒性心肌炎。流感病毒不仅会引起呼吸道症状,更可能会引起病毒性心肌炎,如果不及时救治就会有生命危险,即使病情受到控制,也可能落下影响终身的后遗症。

1. 心肌炎多发于年轻人

感冒明明是上呼吸道的问题,为什么会引起心肌炎呢?心肌炎是指某种感染原引起的心肌炎性疾病,其中以引起肠道和上呼吸道感染的各种病毒感染最多见,感冒引起病毒性心肌炎的机制,简单来说就是病毒在上呼吸道进入血液后随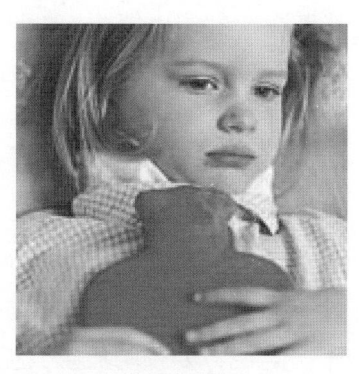着血液循环到达心脏,如果患者的抵抗力弱的话,就有可能引起心肌炎。

心肌炎多发于年轻患者,一旦心肌发生病毒感染,患者可能会在感冒后几天至两星期内发病。多数病人在发病前都有发热、全身酸痛、咽痛、腹泻等感冒症状,继而出现胸闷、心悸、乏力、恶心、头晕等,后期的这些症状是由心肌炎造成的心律失常和心力衰竭所引起的。而且,心肌炎没有特异性的心电图图标,也就是说,患者的心脏会时快时慢地跳动,没有规律可循。

2. 心脏收缩能力或终生受影响

去年我们医院收到一名16岁的病毒性心肌炎病人,上午才送院,下午就已经严重心力衰竭,当天晚上就抢救无效去世了。像这类发病迅猛的心肌炎被称为暴发性心肌炎,病情的发展往往出乎意料,难以控制。

不过,大多数患者在经过及时、适当的治疗后,病情都能在数周至数月内趋于稳定。但其中一些患者,由于心脏在受到致病因子的伤害后,在自我修复的过程中会在心肌上留下瘢痕,使该处组织僵硬,这样既会影响心脏的收缩能力,也会导致神经传导异常,出现心脏扩大、心功能减退、心律失常等后遗症,这样的影响会陪伴患者终生,处理不好还会增加慢性心力衰竭的风险。在专科门诊,我们经常遇到一些慢性心力衰竭患者,看似病因不明,仔细询问之下原来都是有病毒性心肌炎病史。

3. 感冒患者心悸气促应迅速就医

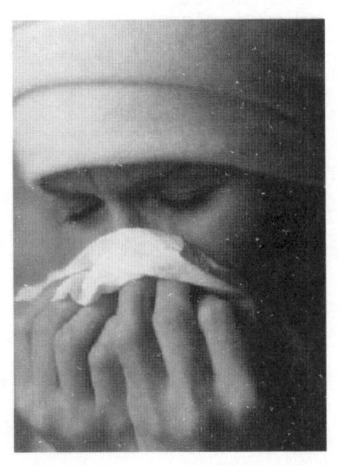

由于流感不仅会引起上呼吸道的症状,更可能会引发各种严重并发症,中医有谓"正气存内,邪不可干"之说,要预防流感,提高机体自身的免疫力非常重要,"市民可以在家中利用抗病毒的中药材预防流感,例如用金银花、大青叶、虎杖等煲水饮用。如果出现咽喉不适,还可到医院开一些如银翘散、桑菊饮、桑杏汤

等疏风解表、清热解毒的汤剂,这些中药汤剂可以预防流感,明显促进患者的痊愈。"

他还强调,感冒患者一旦出现心悸、气促等症状,应当及早到医院进行心电图、心肌酶学等检查,以免延误病情。

(十三)心脏病人冬季宜吃什么水果?

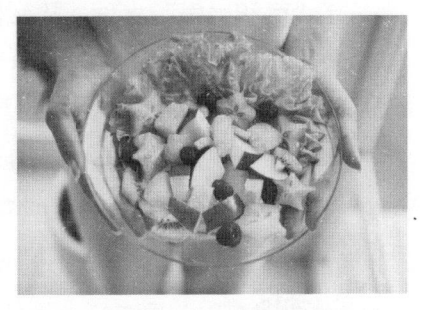

冬季来临,市场上各种水果琳琅满目,北方地区以苹果为主的冬季水果热销各地,而南方则以柑橘类水果为主要品种,同时杨桃、火龙果、番石榴、木瓜等纷纷登场亮相。但对于心脏病人而言,选取何种水果还是有一定的讲究的,俗话说"三九补一冬,来年无病痛"。

西医和中医在指导人们在吃的健康上略有不同,西医侧重食物本身所含有的成分,水果主要从给人体提供的营养方面考虑,如:糖分、维生素C、类胡萝卜素、多酚类保健成分(主要是类黄酮),还有对水酸碱平衡和电解质(钾、钠、钙、磷、铁)平衡的影响,以及是否提供膳食纤维等。

而中医则重视"天人合一","药食同源"等,强调食物包括水果的性味。例如性平的有李子、菠萝、葡萄、橄榄、香榧子、椰青、山楂。性温的有桃、杏、枣、荔枝、桂圆、柑、柠檬、橘、杨梅、石榴、木瓜、槟榔、松子仁、板栗、樱桃等。而性凉的有苹果(性微凉)、梨、橙、草莓(性微凉)、芒果、枇杷、罗汉果等。性寒的则有柿子、柿饼、沙田柚、香蕉、桑葚、杨桃、无花果、猕猴桃、甘蔗、西瓜、荸荠等。

对于心脏病患者，在冬季，天气寒冷干燥容易导致血管收缩，从而导致血压升高，冠心病病人诱发心绞痛，而心衰的病人又因气候的干燥寒冷而加重已经长期使用利尿剂出现的水电解质失衡，纳差，疲倦乏力，因此选择合适的水果对于心脏病的患者来说是非常讲究的。下面就对心脏病患者比较有益的常见水果进行介绍。

1. 木瓜

有"百益水果"之称。味酸温，归肝、脾二经，具有平肝和胃，去湿舒筋之功效。木瓜富含17种以上氨基酸及钙、铁等，还含有木瓜蛋白酶、番木瓜碱等，其维生素C的含量是苹果的48倍。其实木瓜除了我们常知道的美容丰胸作用外，木瓜中的木瓜蛋白酶，可将脂肪分解为脂肪酸。木瓜所含的齐墩果成分是一种具有护肝降酶、抗炎抑菌、降低血脂、软化血管等功效的化合物。

2. 杨桃

性寒，甘酸。《岭南采药录》记载："止渴解烦，除热，利小便。" 杨桃果汁中含有大量草酸、柠檬酸、苹果酸等，能提高胃液的酸度，促进食物的消化。杨桃含有大量的挥发性成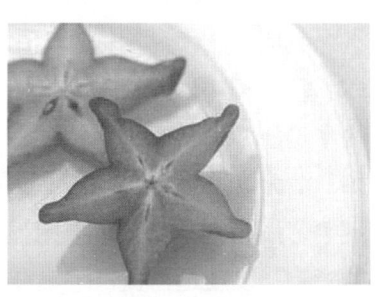分、胡萝卜素类化合物、糖类、有机酸及维生素B、维生素C等，能减少机体对脂肪的吸收，有降低血脂、胆固醇的作用，对高血压、动脉硬化等心血管疾病有预防作用。同时还可保护肝脏，降低血糖。尤其对于患有心血管疾病或肥胖的人适合食用。但杨桃性寒，凡脾胃虚寒或有腹泻的人宜少食。

3. 柚子

属于柑橘类。柚子品种繁多，有西柚、金丝柚、蜜柚、沙田柚等品种，富含维生素，特别是维生素C，同时含丰富的膳食纤维，易产生饱腹感，然而它产生的热量却很低，据说一片沙田柚（大约140克）只相当于85千焦热量。柚子含有特殊果酸，能有效刺激胃肠黏膜，影响营养物质的吸收，从而抑制亢性食欲。因其含有特殊氨基酸，能够抑制胰岛素分泌，从而抑制血糖在肝脏中转化为脂肪。有降血压、血糖作用，减轻体重，预防动脉硬化。从中医的角度来看，柚子酸甜略带苦涩，具有和胃化滞，消食醒酒，祛痰润肺，降火利尿的作用，对于高血压、糖尿病、代谢综合征以及心力衰竭等均具有良好的作用。

4. 猕猴桃

这是一种营养价值极高的水果，被誉为"水果之王"。它含有亮氨酸、苯丙氨酸、异亮氨酸、酪氨酸、丙氨酸等10多种氨基酸，以及丰富的矿物

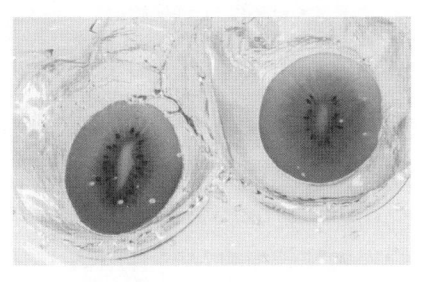

质，包括丰富的钙、磷、铁，还含有胡萝卜素和多种维生素。猕猴桃可以预防老年骨质疏松，抑制胆固醇的沉积，具有抗氧化，改善心肌功能的作用，猕猴桃性酸，味甘寒，具有生津润燥，解热除烦的功效，因此对于防治血脂异常、动脉硬化、冠心病、心肌病等均有一定的益处。

5. 梨

梨含苹果酸、柠檬酸、葡萄糖、果糖、钙、磷、铁以及多种维生素，具有降低血压、清热镇

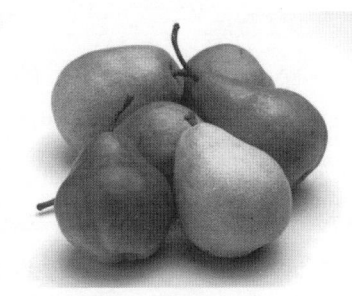

静的作用，对于高血压、肺心病患者，如果有头晕目眩、心悸耳鸣、咳嗽气促者，经常吃梨可减轻症状。梨性寒，因其鲜嫩多汁被称为"天然矿泉水"，具有润喉生津、润肺止咳、滋养肠胃等功能，最适宜于冬春季节发热和有内热的病人食用。但对于脾胃虚寒，消化不良及产后血虚的人，不可多食。

6. 甘蔗

甘蔗是含水分很高的水果，它的水分含量占甘蔗的84%，其次它的含铁量在众多水果中可是名列前茅的。对于肺心病、心力衰竭等长期使用利尿剂导致的水电解质失衡，以及冠心病支架术、冠脉搭桥术后患者出现的气阴两虚症状，如口干、大便干结、小便不利、反胃呕吐、虚热咳嗽和高热烦渴等病症具有滋补清热的作用。但是，由于甘蔗性寒，脾胃虚寒和胃腹疼痛的人不宜食用。

7. 山楂

山楂甘酸微温，是开胃消食，增强消化功能的良药，常被人们视为"长寿食品"。山楂中丰富的黄酮类及大量的维生素，能够有效地阻止自由基的生成，增强身体免疫力。能增强食欲，改善睡眠，保持骨和血中钙的恒定，具有扩张血管、增加冠脉血流量、降低血压和胆固醇、软化血管及利尿和镇静作用。山楂酸还有强心作用，因此对心脏病尤其有益。

8. 苹果

苹果味甘酸，入肺、脾二经，有补心益气、生津止渴、解毒除烦、健脾和胃、涩止泻以及润肺、醒酒诸功效。现代医学研究证明，苹果富含糖类、酸类、黄酮类、芳香醇类和果胶

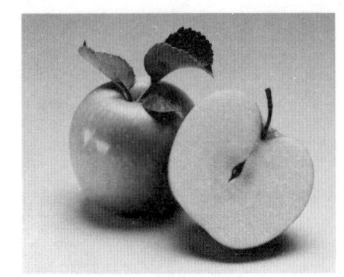

物质，并含有纤维素、维生素B、维生素C及钙、磷、钾、铁等营养成分，被称为心血管的健康保护神。近年来，欧美及日本等国的医学家研究证明，苹果能像降血脂药物一样，使血液中胆固醇降低。他们认为，苹果本身不含胆固醇，而且能促进胆固醇从胆汁排出；苹果含有大量的果胶，能阻止肠道内胆固醇吸收；苹果在肠道内分解出来的乙酸有利胆固醇代谢。同时，荷兰医学家认为每天吃一个苹果，可以使冠心病人的死亡率减少一半。苹果具有降血压的作用。高血压患者每日坚持吃3次苹果，每次1~2个，可收到降压效果。医学专家还提出每周可安排一次"苹果日"，可以对付这两种"文明病"。

9. 草莓

中医学认为，草莓味甘、性凉，具有清热止咳、利咽生津、健脾和胃、滋养补血等功效。人们大都熟知草莓所含有的活性物质具有较高的防癌、抗癌作用，其含有的胺类物质对治疗白血病和再生障碍性贫血也有一定的功效。

近年来，又发现它有益心健脑的特殊功效，对防治动脉粥样硬化、冠心病和脑溢血等有重要意义。

（十四）红酒益心脏，少量喝喝又何妨

酒的品种繁多，有白酒、红酒、啤酒、黄酒等等。人们都知道适量饮用少量红酒对人体健康有益，尤其是对降低心血管病发病率有益。好的红葡萄酒，不仅颜色美观，晶莹透亮，打开瓶盖更是酒香袭人，小呷一口，细品玩味，弥足绵醇悠长，唇舌生

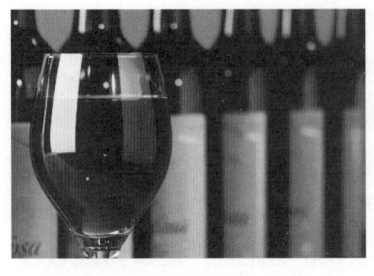

香,缓缓下咽,则是通体舒坦,怡然惬意。

从医学研究来看,饮用红葡萄酒至少有这样一些好处:首当其冲的就是预防心脑血管病。红酒能使血液中的高密度脂蛋白升高,这是一种对人体有用的胆固醇,其作用是将胆固醇从肝外组织转运到肝脏进行代谢,能有效地降低血液中的胆固醇,防治动脉粥样硬化。除此之外,红酒中还含有对人体有用的多种抗氧化剂,能消除氧自由基,延缓衰老。红酒中所含的白藜芦醇,更能够防止正常细胞癌变,具有抗癌作用。另外,自古以来,红酒就一直作为美容养颜的佳品,倍受爱美女士的青睐。所以有人说,法国女子皮肤细腻、润泽而富于弹性,与经常饮用红酒有关。

"适量饮酒有益健康",饮用多少才是合适的呢?人们喝的酒如果超过了一定的浓度,即使是饮用红酒,酒精一样会通过肠胃吸收进入血液。当血液中酒精浓度达到0.05%时,使人产生兴奋作用,浓度达到0.1%时,就会使人兴奋过度而失去自制能力,而当浓度达到0.2%时,就会出现"酒精中毒",对身体造成极大的伤害。所以专家认为,按酒精含量12%计算,每天不宜超过250毫升,否则会危害健康。而有的营养师更建议,每天饮酒量应控制在60毫升以下。 通常来讲,男士一周饮酒量控制在2瓶以内,女士饮酒量控制在1瓶半以内,但这个量可不是说一天一次就喝完,需要平均分配到每一天。而每天的量女性不超过200毫升红酒、男性不超过300毫升红酒为宜。一般酒杯容量约为150毫升,那么每次饮酒量为2/3杯,约100毫升。根据这个标准,可测算每天饮用多少红酒为适量。

红酒虽好，但也并非人人适合饮用，如有些人喝了后反而会引起头痛。原来红酒引起头痛的主要原因除了酒精，还有红酒中所含的一些特殊的"生物胺"，包括酪胺和组胺等都会引起头痛，它们是红酒在酿制过程中自然产生的物质。这些红酒中所含的胺类物质除引起头痛外，还会诱发高血压、心悸，并可促进肾上腺素分泌增加。所以，对于这部分人来说，无论红酒如何有益都应该尽量节制。喝酒的时间一般以晚餐时（晚上6点左右）最佳，因为酒精经肝脏分解时需要多种酶与维生素的参与，而人体此时解酒的酶相对多一些，有利于对酒精的分解。另外，晚上喝酒也不会影响工作，甚至还有助酣然入睡呢。

红酒一般在开启之后能保存3天而不会变质，所以喝不完的红酒用瓶塞塞回酒瓶，放入冰箱中保存即可。如果需要保持香气的话，可以买一些专门用来保存红酒的器具，例如真空塞。

（十五）血脂异常病人的"三大原则八项注意"

春节期间，又正值天气寒冷，许多人会饮食不节，加上常吃火锅御寒，摄入的动物内脏等高胆固醇食物自然不少，在此不得不提醒朋友们无论是春节期间，或是平时都一定要注意合理膳食，特别是对于那些血脂异常的患者朋友。

我国现有1.6亿血脂异常患者，但很多人并未对此重视。血脂异常没有任何症状，很多人血脂高了也无从知道，有的即使知道了也不采取有效的防治措施，很多人常在不知不觉中突发心肌梗死、中风、猝死，因此，有人称血脂异常是"无声杀手"。

首先要纠正许多患者朋友的一个误会，许多朋友常常误将有血脂异常混作"高脂血症"，其实这是不恰当的。血脂异常包括

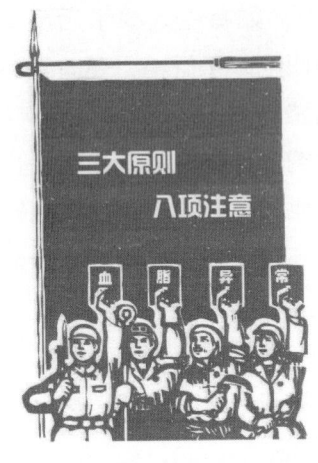

很多种,除了我们常见的高胆固醇血症、高三酰甘油血症、混合性高脂血症等血脂高以外,有一种血脂低也是病态的,也就是低高密度脂蛋白血症,这其中所指的高密度脂蛋白胆固醇是一种对人体有益的胆固醇,可以清除血管壁上的脂质,防止动脉粥样硬化,因此我们把它叫"好"胆固醇。在我们人体除了"好"胆固醇外还有一种"坏"胆固醇,即低密度脂蛋白胆固醇。当它含量过多时会"钻入"动脉壁,沉积成斑块,堵塞血管,引起冠心病、中风等事件。

"坏"胆固醇与许多其他的危险因素,如吸烟、糖尿病、高血压、肥胖等一起共同对我们人体造成损害。当高血压、糖尿病、吸烟等因素使血管内膜破损后,血液中"坏"胆固醇就会通过破损的血管内膜"钻入"血管壁,在血管壁中沉积下来形成斑块,这些不稳定的斑块像"不定时炸弹"一样,使血流"变细"或"中断",发生疾病或引发各种急性事件如急性心肌梗死、脑栓塞、猝死等。因此,我们的目的就是要防止低密度脂蛋白胆固醇升高,使不稳定斑块变得稳定,从而使血管内的"不定时炸弹"不再爆炸。

如何防治血脂异常呢?我们医院在临床工作中总结出一套基本措施,针对我们生活习惯中引起血脂异常的危险因素如肥胖,缺乏体力活动,致动脉粥样硬化饮食等来改变患者的生活方式。这些基本措施,我们叫做"三大原则八项注意"。

"三大原则"就是:①戒烟;②戒酒;③减肥。

"八项注意"：①注意有无高血压。我国35岁以上人群中，高血压合并血脂异常的患者高达3 700万，血压和血脂相互影响，血脂异常可加重高血压，高血压又促进血脂在血管壁的堆积。②注意有无糖尿病。据统计，约有一半的糖尿病病人伴有血脂异常，糖尿病合并高血脂，发生冠心病、中风、肾脏疾病及视网膜病变的危险更大，增加糖尿病患者的病死率。因此，糖尿病人应积极治疗血脂异常，将风险降至最低；③注意早发冠心病家族史。如果直系亲属中有男性＜55岁，女性＜65岁即有冠心病病史的，要特别注意。④注意自己的年龄。男性≥45岁，女性≥55岁时，容易出现血脂异常。⑤注意适量运动。选择有氧运动形式，如步行、慢跑、太极拳等，每周运动3～5次，每次持续20～60分钟。⑥注意合理膳食。包括严格控制盐的摄入，每日用盐量少于6克。更少摄入高脂肪和高胆固醇食物，如肥肉、动物内脏和油炸食品，严格控制热量的摄入，少吃甜食，如糕点、饮料和糖。多吃粗粮、新鲜蔬菜水果，正如健康专家洪昭光所提倡的"红黄绿白黑"，即"红"（西红柿、红酒），"黄"（黄色蔬菜，胡萝卜、红薯、柑橘、南瓜、玉米等含胡萝卜素高的食物），"绿"（绿茶和深绿色蔬菜），"白"（燕麦片等粗粮），"黑"（黑木耳等）。⑦注意保持心理平衡。⑧注意避免饱餐、劳累和寒冷。

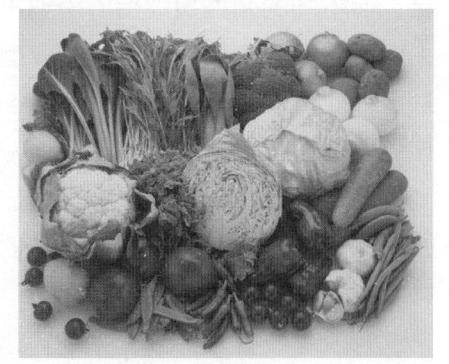

总的来讲，就是："一要管住嘴，二要迈开腿，三餐八分饱，一天九杯水，吃饭荤素菇，睡觉在子午，养心八珍汤，做人是君子。"

（十六）心悸、头晕，原是颈椎惹的祸

从事财会工作的苏女士近日公司很忙，累了几天就开始出现心悸、胸闷、头晕、肩背疼痛等，听人说可能是冠心病，严重的时候又是吃速效救心丸，又是吃硝酸甘油，可症状一点没有缓解。终于坚持不住来医院住院，做了冠状动脉造影检查也未发现异常，最后一做颈椎的相关检查，如拍颈椎片、核磁共振，原来确诊是一种叫做"颈心综合征"的疾病。经过中医传统方法的治疗，加上休息、中药调理，很快不适症状就消失了。

心脏的神经受交感神经、迷走神经的双重支配，颈心综合征就是由于颈椎的病变引起交感神经的心上神经、心中神经、心下神经受刺激，导致颈交感神经综合征，从而对冠状动脉产生反射性影响，出现心悸、胸闷和类似心绞痛等症状。颈椎引起的临床症状可多达70余种，手痛、手麻等都是非常典型的症状，而不同的颈椎病类型所表现出来的主要临床症状则略有不同，如颈型颈椎 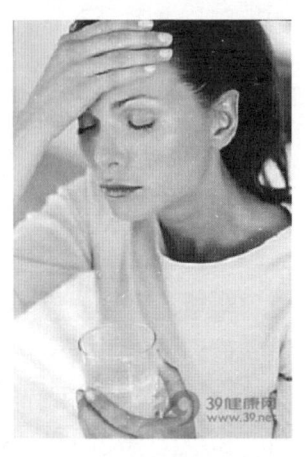 病多表现为颈肩部酸胀疼痛，神经根型颈椎病多表现为手臂麻木疼痛，椎动脉型颈椎病多表现为头晕头痛，而交感神经型颈椎病则可以出现心悸、胸闷。像苏女士这样的心慌、心悸，其实并非心脏器质性的毛病，就是由于颈椎的交感神经刺激，引起的心脏神经官能症所导致的。

九成颈椎病无需手术，可采用保守治疗。在日常生活中却有

许多要注意，比如睡眠时枕头中央应略凹进，高度为11~15厘米，颈部应枕在枕头上，不能悬空，使头部保持略后仰。习惯侧卧位者，应使枕头与肩同高。睡觉时不要躺着看书，也不要长时间将双手放在头上方。注意休息，伏案工作持续超过1小时就应该活动颈腰各关节，或用热水袋局部热敷，彻底放松肌肉与精神状态。

平时可做颈椎保健操，通过颈部各方向的放松性运动，活跃颈椎区域血液循环，放松颈部韧带肌肉，增强颈部肌肉对疲劳的耐受能力。但在急性发作期则不宜增加运动刺激，有较明显或进行性脊髓受压症状时更是要禁忌运动，特别是颈椎后仰运动或过伸过屈运动，如仰头搁物或晾晒衣物。而对椎动脉型颈椎病，颈部的旋转运动宜轻柔缓慢，幅度要适当控制。

中医认为颈椎病乃是因颈项长期劳累，加上外感风寒湿邪等，从而导致气血运行不畅、经络闭阻所致，针灸和推拿可以调和气血，疏筋通络，达到解痉止痛的作用，因此也是好而实用的治疗方法。理疗能改善局部血液循环，使痉挛的肌肉得到放松，发病时可采用高频（微波、超短波）、低中频电疗、超声波、磁疗等。需要注意的是，不同的推拿、理疗方法有各自不同的适应证和禁忌证，如对于脊髓型颈椎病就不主张进行推拿治疗，因为有可能加重脊髓损害。

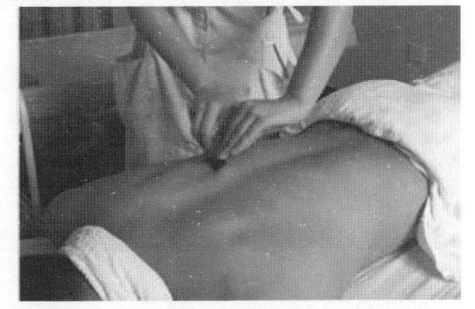

颈椎牵引则常作为神经根型、颈型和交感型颈椎病的首选疗法，但脊髓型颈椎病脊髓受压较明显者和有明显颈椎节段性不稳者不宜采用。所以建议患者

在专业医师的指导下选择合适的自我保健治疗方法。

由此可见，颈椎病患者除了常见的头晕、手麻、肩背酸胀等症状外，也可出现心前区疼痛、心悸、胸闷以及心电图改变，所以，临床上对原因不明的心前区疼痛、心律失常伴有颈椎病症状者，如果在抗心绞痛和心律失常治疗无效时，应该考虑到颈心综合征，可以到医院拍颈椎X线和CT检查，如果确诊后经正规保守治疗半年以上仍然无效者，则需要考虑采取手术治疗。

（十七）小便也晕厥

我们科近日收治了一个才25岁的年轻患者，每次早上起床时就会出现晕厥。查了动态心电图，又做了头颅CT、脑电图、颈动脉多普勒等，就是查不出个原因。后来详细地询问病史，原来这个小伙子每次晕厥都是发生在起床小便时，一小便就晕倒在洗手间，过几分钟慢慢又自动苏醒过来。我们最后给他下的诊断是排尿性晕厥。

难道小便也会晕厥的吗？

排尿性晕厥是指在排尿开始、排尿过程中或排完尿离开厕所时突然晕倒，持续30秒至15分钟后清醒。这种病多发生于20～30岁健康男性。排尿性晕厥主要的原因是因为血压突然下降而引起的，多在午夜、午睡起床直立排尿时发作。一般休息几小时就会恢复正常。

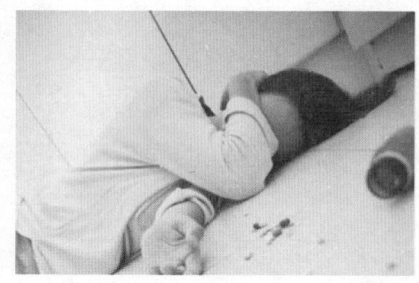

人体内脏功能的控制有两类神经，一类叫交感神经，另一类叫副交感神经。交感

神经兴奋便会抑制排尿，而副交感神经兴奋则促进排尿，可见排尿是要受副交感神经操纵的。副交感神经除支配排尿的同时，还引起心跳减慢、周围血管扩张和导致血压下降等作用。所以，睡觉后突然起床排尿，这时副交感神经会变得异常兴奋，于是心跳减慢，周围血管扩张和血压下降等现象也伴随出现，可造成大脑一时供血不足。再说，突然起床，从睡觉时的水平位置变为直立位，脑部也会出现暂时性缺血，这样上述两种因素共同作用就会导致排尿性晕厥现象。有时候，排尿时过于用力屏气和使劲，也会刺激副交感神经，同样也会通过神经反射造成脑部供血不足，随即发生晕倒。这种情况往往发生在性情急躁的年轻男性，匆匆起床使劲排尿，恨不得片刻"搞掂"，当然就会出现晕厥啦。有时候长时间的憋尿后排尿，或者饮酒后排尿也会出现这样的症状。

懂得了排尿后晕倒的原因，也就有办法防止了。一般来说，排尿性晕厥可采取以下措施预防：酒后发病者，要戒酒；睡醒后不要立即起床小便，起床排尿时可在床旁先站一下；小便时有意排得慢一点，不要太用力。一般排尿性晕厥都有先兆症状，例如头昏眼花、心慌、下肢发软等，如果一旦出现这些先兆，则赶紧蹲下或平躺，一会儿就会好转。当然也有完全没有先兆的，如果是既往有反复发作病史的患者，可采取蹲位小便，同时小便时用手抓一个支撑物；小便后站立一会儿，无不适感觉再走；如有头晕、眼花时要立即蹲下；在卫生间避免放置一些尖锐或易碎的物品，以免在发生晕厥时引发不测。排尿性晕厥也偶见于老年人，大多于睡眠后起床排尿时产生短暂意识障碍，天气寒冷或饮酒后易诱发，患有肺结核、神经衰弱和体质虚弱的病人则更容易发生。故对于老年人，尤其应该更加小心，防止出现在病症发作过程中因跌倒而致骨折、颅脑损伤等意外。

（十八）沉迷网络谨防猝死

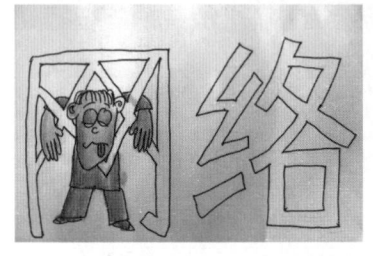

近日媒体披露，一学生连续玩电子游戏30多个小时，突发心肌梗死。令人感到不安的是，媒体报道发生心脏事件的主角越来越多见于大、中学生，尤其是中学生。调查显示，11.4%的学生有长时间玩电子游戏行为，每天玩电子游戏时间在4小时以上，随着学习阶段的上升，长时间玩电子游戏的比例呈上升趋势。

沉迷于"电子鸦片"的学生们除了对网络存在极度的依赖心理外，在现实生活中更是易出现极端心理。2008年7月份，东南快报报道一学生因沉迷网络游戏，索钱不成持刀劫持父母。调查发现不少夜间沉迷网络的学生都不同程度地存在着失眠、情绪低落、心情烦躁的现象。我们来看看一些报道，2008年5月4日下午，临高县临城镇一位14岁男孩，趁五一大假，暴玩电脑游戏，长时间不吃不喝，结果猝死在电脑桌前。

类似的事件还有很多，普遍上网玩游戏的中学生都存在身体极端疲惫，但精神却处于亢奋状态的情况，极大地加重了心脏的负担，容易出现急性心力衰竭而造成猝死，特别是本身就具有心脏病基础或者身体条件较差的人，身体极端疲惫本身就是心脏负荷过大的表现，精神仍处于亢奋状态，意味着违反身体本身的需求，透支着生命力，导致急性心力衰竭。而由于在网吧长时间玩游戏等过劳导致的急性心衰发作常常没有剧烈的动作，很多或许就是趴在了电脑前，让人以为就是太疲劳了而睡着，错过了最好的急救时间。除了急性心力衰竭导致猝死外，急性心肌梗死也可以导致这些学生们的猝死，不良的生活、饮食习惯，如吸烟、酗酒、熬夜、嗜食煎炸油腻等，使得冠心病的发病率越来越年轻化。在身体极端疲惫，但精神却处于亢奋状态的情况下，极易出现血栓的脱落，梗塞心肌供血血管即冠状动脉，造成急性心肌梗死，特别是初秋的气候日夜温差变化大，更是加重了心脏事件的发生风险。

要预防这些悲剧的发生，最直接的办法，当然是限制学生们上网的时间。但是依照现状，恐怕难以实行，对于孩子们的教育，是全社会共同的责任和义务，也涉及各个方面的问题。从医疗角度来看，预防心脏事件的发生，首要加强健康教育，减少心血管危险因素，比如戒烟、控制体重、降低血脂、清淡饮食、避免情绪的剧烈波动等。

（十九）注意中药的毒副作用

熊先生是一位大学老师，因为膝关节骨质增生，近期一直在中医诊所就诊，希望可以借助中药解决关节疼痛的问题。熊先生服用中药几天后出现乏力、头晕等症状，熊先生以为是工作紧张、休息不佳，未予重视。后来，乏力、头晕症状逐渐加重，以至于晕倒在办公室里，由同事送来我院就诊。接诊后，我们发现熊先生的心跳很慢，正常人的心率每分钟60～100次，熊先生的心率只有每

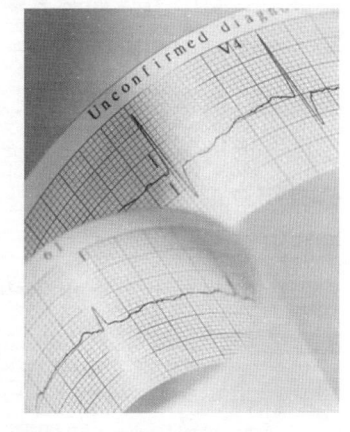

分钟40次，并且伴有严重的心脏传导阻滞，考虑熊先生乏力、头晕，甚至晕倒等一系列症状均与心跳过慢有关。熊先生身体一直都不错，除了近期服用治疗关节痛的中药外，平时很少吃药，问题出在哪里呢？

我们查看了熊先生近一周服用的中药处方才恍然大悟。

这张治疗关节疼痛的中药处方中含有较大剂量的川乌和草乌。川乌和草乌均为毛茛科植物，川乌为乌头的干燥母根或较小的子根，草乌为附子同属的多种植物的干燥块

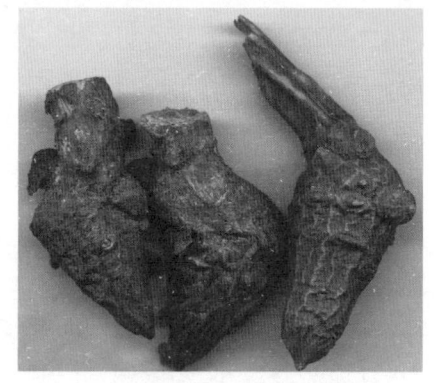

根，功效同川乌，但毒性大于川乌。其性味辛、苦、热；有毒，归心、肝、肾、脾经，具有祛风除湿、温经散寒、行瘀止痛之功效。主要用于治疗风寒湿痹、半身不遂、坐骨神经痛、寒疝腹痛和跌打肿痛等，但因其毒性大，在治疗过程中往往因服药过量导致中毒。川乌和草乌的主要有效成分为乌头碱，也是其有毒成分，乌头碱中毒以神经系统和循环系统损伤为主，其次是消化系统，病人常出现胸闷、乏力、疲倦、呼吸困难、肌肉麻痹、脉搏不规则、口舌及四肢麻木、恶心呕吐等症状，严重者可出现面色发白、血压下降、瞳孔散大，甚至突发死亡。熊先生就是服用了含有川乌和草乌的中药后出现乌头碱中毒，导致心率下降、心脏传导阻滞，进而出现晕厥的症状。

中医药是中华文化的瑰宝，是中国人民与疾病抗争过程积累的宝贵经验。特别是近些年，随着人们对回归自然的要求，中药热潮在全球展开。许多老百姓也认为中药源于自然，没有毒副作

用，与西药相比，更乐于接受中药治疗。然而，"是药三分毒，无毒不入药"，在发扬中药优势的同时，充分认识中药的毒性至关重要。

《中华人民共和国药典》2005版收载常用中药材和饮片551种，包括有毒中药73种，其中毒性大的品种10种。像川乌、草乌这样的有毒中药往往具有独特疗效，其毒性成分就是其药效成分，因此用药剂量是中毒事件发生的关键因素。然而，有一些不正规的医院为图短期效果，私自增加有毒药物的剂量；或者部分病人治病心切，私自增加用药剂量，均易导致中毒事件的发生。像熊先生所就诊的诊所就是为了追求短期疗效，同时使用两样有毒中药，造成了患者的中毒。

此外，中药的炮制技术也可起到减毒作用。中药炮制是指对中药进行特定的加工处理以减少或消除其所含的毒性的方法，常见的有炒、炙、蒸、煮、烊、煨、烘、焙等，如炒制斑蝥、煮制商陆、烊制杏仁、焙制虻虫等。另外，像乌头、常山、甘遂这样的中药，可通过延长煎煮中药时间起到除去药物毒性的作用。因此，当服用乌头、附子等中药时，在煎煮其他中药前先将其放入锅内使其煎煮时间长些也能去除药物的毒性及副作用。

在此，提醒喜欢服用中药的患者：

（1）中药有其本身的寒热温凉偏性和毒性，不能任意、随便、长期服用，应在中医医生正确的指导下服用。

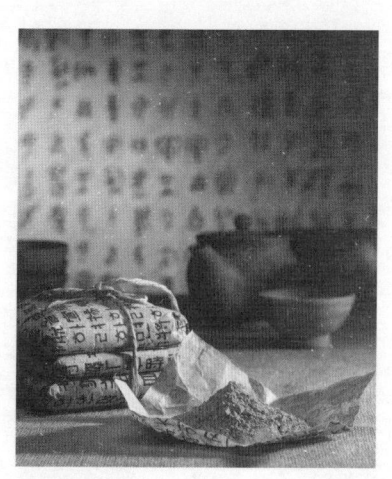

（2）选择中医治疗时，应到正规的中医院就诊，不要轻易相信"奇效偏方"。

（3）服用中药时要按照医生处方的剂量，不要私自增减药量。

（4）按照医生要求的煎煮方法煮药，尽量选用陶土容器煎煮中药，先煎的药物要先于其他药物0.5~1小时煎煮。

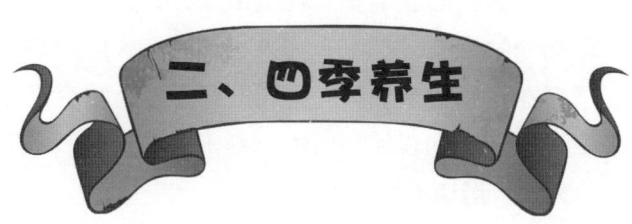

二、四季养生

(一) 胸闷、憋气，"春困"作怪？

37岁从事管理的陈先生来就诊，说胸闷、心悸、憋气感，总觉得睡眠不够，坐在办公室里老打瞌睡，怀疑自己是不是得了心脏病。做了体检，又做了心电图、化验等检查确实没什么问题，而他以前只睡5～6个小时就够了，现在刚起床就犯困，稍微活动一下就疲倦不堪。近日在门诊时类似陈先生这样的病人不在少数，情绪焦虑，睡眠欠佳，精神不振，平时老打瞌睡，其实这是一种"春困"现象。

春天乍暖还寒，由于气温变化等原因，人会困乏无力，常常打瞌睡，常有"春眠不觉晓"感叹，这便是所谓"春困"。"春困"是由于生物钟节律的变化，人

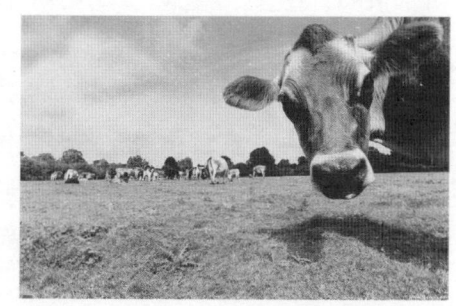

体生理机能也随之变化所引起的,例如春天时人的周围血管逐渐扩张,供给大脑的血液相对减少,导致脑细胞的兴奋性降低,人们会产生睡意。另一方面,春天人体新陈代谢加强,昼渐长夜渐短,人们的活动时间明显增多,耗氧量加大,大脑也会相对产生缺氧,人因而易感疲劳。加上有些人嗜烟酒、久居喧嚣和污染的都市,又或者在封闭的空调环境中长时间工作,都容易造成大脑缺氧,加重"春困"的表现。可见,春困主要与天气、环境、工作、饮食、睡眠、运动不规律等有关。

战胜"春困",并不一定需增加睡眠时间,正如《黄帝内经》所说:"春三月,谓发陈,天地俱生,万物以荣,夜卧早起,广步于庭,被发缓行,以使志生。"应该做到早睡早起,起居有序。也不要睡眠太过,否则便会"久卧伤气"。

春季万木生长,和五脏之肝相通,性喜条达,故春季应该注意调养身心,保持心情舒畅,而对于肝病患者,尤其是高血压和心脑血管病人,更是特别要精神愉快,才能保持气血条畅,机体功能正常。

坚持体育锻炼,经常到室外参加各种活动,可提高人体适应外界气候变化的能力,减轻"春困"给人体带来的消极影响。风和日丽,大自然生机盎然,久居都市,郊游踏青可开阔胸襟,舒泄肝气。散步、慢跑、球类、交谊舞、太极拳也能调动机体活力,有助气血运行。

在选食物上,中医认为"当春之时,食味宜减酸益甘,以养脾气。"故春天宜甘少酸,不要过饱,戒烟节酒,黏腻不易消化的煎烹油炸之品不宜多吃;多吃性味甘平食物,如莴苣、油菜、萝卜、扁豆、包菜、蚕豆、荸荠等,有利于健脾利湿、化痰祛湿;而有助升发阳气的食物如韭菜、菠菜、荠菜更符合中医"春夏养阳"原则。

春天生发之际,人体代谢活跃,对营养需求增多,适当吃点红参、西洋参、太子参、蛤蚧等补品是有裨益的。五爪龙祛湿,能提高人体免疫功能,故老年人可用五爪龙煲瘦肉汤。平时多吃大枣、山药、白果、薏苡仁、赤小豆等甜食以养脾,早晚可来一碗红枣小米粥,或大枣粥、山药粥,对健脾更是有益。

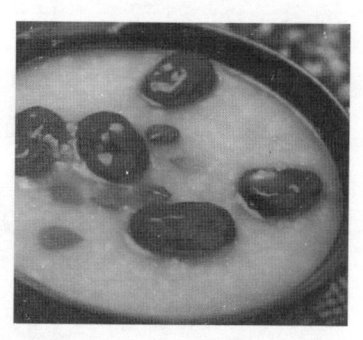

(二)春季咽痛需防风湿热

春季,气候温暖潮湿。就在这本来是非常宜人的季节里,有一种病却不可不防,那就是风湿热。这种病初始只是咽痛,发热,看起来就是一般的上呼吸道感染,不及时治疗却会渐渐发展成为风湿热,甚至导致关节炎、风湿性心脏瓣膜病、心肌炎等严重的后果。在我们科近期就收治了一个初中生,因感冒而出现发热、关节红肿热痛,最后诊断为风湿热。

中医认为,风湿热的发病与正气不足,感受风寒湿热之邪等因素有关,所谓"邪之所凑,其气必虚"。所以对于该病的预防,首先是要加强自身的体质,平时坚持锻炼和运动。发病后则要卧床休息,多喝水,多食用含维生素C丰富的水果如番茄等,进食易消化和富有

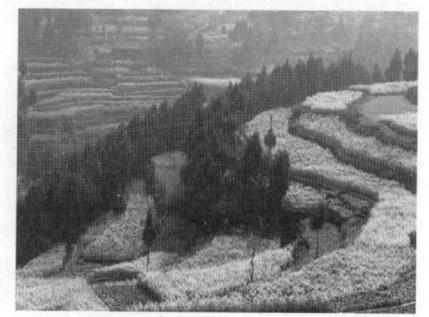

营养的食物,以增强抗病能力。

而一旦出现上呼吸道感染,且勿小觑,不要以为随便吃点感冒药就可以万事大吉,而是应该到医院就诊。我们在医院收治的风湿性心脏病的患者,大都是因为当初掉以轻心,没有及时治疗而给后来遗留下很严重的后果,比如心力衰竭、心律失常,需要长期服用抗心衰的药物,有的甚至需要施行瓣膜置换手术或安装永久性心脏起搏器。对于那些已经出现发热、皮肤环形红斑或皮下小结、关节痛,甚至心悸、气促的患者,那更是一定要到医院作详细的检查和治疗,例如做咽拭子培养、心电图、抽血查血常规和风湿三项等。而早期确诊为风湿热后其治疗效果是相当好的,只要治疗得当,消除溶血性链球菌所引起的炎症、控制风湿复发,就能够防止形成慢性风湿性心脏瓣膜病等疾病。

特别要提醒患者朋友的是,出院后控制风湿活动,防止复发是要坚持一个比较长的抗生素治疗过程,即每个月都要肌肉注射一次长效西林,儿童要持续到18岁,而成年人要持续5年。

(三)雨季如何祛"湿"?

又到夏季"龙舟水",连日来阴雨连绵,四处异常潮湿,许多人都觉得疲倦、口淡纳差,有的人甚至还有腹泻,来医院看病的人总要问:"医生,我是不是体内有'湿'啊?要不要喝点凉茶?"或者:"医生,我煲点什么汤可以祛湿?"

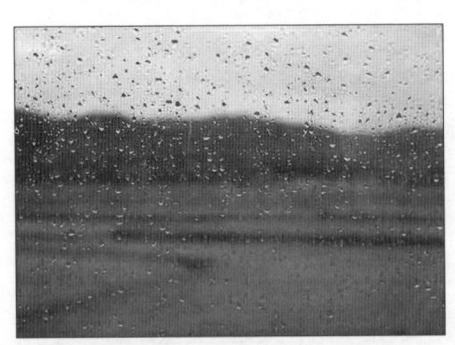

常住广东的朋友经常会提到一个"湿",广州大街小巷到处是凉茶铺,家家户户也爱煲个汤来祛湿。其实这种生活习惯是有一定道理的。因为岭南地理环境和气候特点是土卑地湿,尤其一到潮湿、闷热、阴雨不断的季节,很容易感受湿邪,这种时候不妨用点化湿汤粥或者祛湿凉茶来调理身体。

什么是"湿"?湿为长夏的主气,尤其是春夏或夏秋之交,阳热下降,氤氲熏蒸,水汽蒸腾,潮湿充斥,往往是一年之中湿气最盛的季节。中医认为"湿"为致病的一种病因,其特点是"湿"为阴邪,其性重浊,黏滞,容易阻遏气机,损伤阳气,所以感受湿邪的患者常有头重如裹,身体困乏,四肢酸楚,关节疼痛,有时面垢,眼眵多,大便溏泻,妇女白带多,容易出现湿疹或皮肤发痒等症状。所以你如果出现了头晕、纳差、疲倦、嗜睡,甚至腹泻等不适,可能就是感受湿邪了。不过一般人不知道,其实中医是有内湿和外湿之分的。外湿主要是由于天气潮湿,湿邪入侵人体导致的,而饮食不节,过食生冷,容易损伤脾胃,脾失健运就成了内湿,正如《黄帝内经》所说"诸湿肿满,皆属于脾"。

有了"湿",懂得煲汤和煲凉茶的人都知道选用一些药材来祛湿,如土茯苓、溪黄草、鸡骨草、木瓜、五加皮、金钱草、赤小豆、冬瓜皮、薏米等。土茯苓是一味很常用的祛湿药材,据《本草纲目》记载土茯苓"健脾胃,强筋骨,去风湿,利关节,止泄泻"。家居常用土茯苓煲粥(土茯苓、薏米、粳米,先

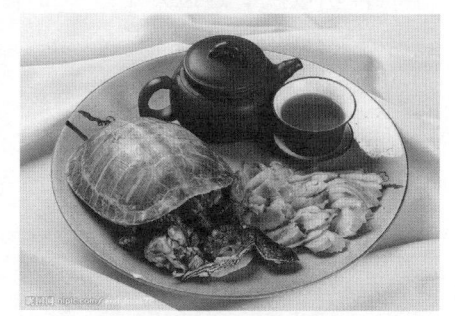

用粳米、薏米煮粥,再加入土茯苓粉混匀煮沸食用),对于年老体弱,气血亏虚的患者,还可加用党参、大枣、枸杞子、山药、芡实、山楂等。土茯苓煲龟也是广东一道美食名肴,具有祛湿作用,另外,溪黄草茶、鸡骨草茶也是常用清肝祛湿凉茶。

有一点要注意的是,"湿"除了有内湿、外湿之分,还有寒湿、湿热之别。所以在选用化湿的药材时也要根据"湿"的寒热不同而选用。寒湿者常有恶寒,喜热饮,口淡有甜味,舌苔白厚腻,可选用草豆蔻、扁豆、玉米、高良姜等,而湿热者往往口干口苦,大便烂、黏腻不爽,小便黄,舌苔黄厚腻,这时往往可选用土茯苓、绵茵陈、溪黄草等。

另外,在祛湿的同时也一定要区分患者的体质,如果饮用凉茶过多,服用太久,外湿不仅不能化,反而会变内湿。

(四)天气潮湿,空调启用,螨虫出动——防螨迫在眉睫

夏季来临,使用空调的人多了起来而一些人会突然出现鼻痒、鼻塞、喷嚏,有的是全身瘙痒、风疹、眼部发痒、流泪,还有的出现呕吐、腹泻,甚至呼吸困难、胸闷、恶心等症状,怎么吃药打针也不见好,还以为是心衰发作,或者是其他什么严重的疾病呢。其实这是一种叫做尘螨的东西在作祟。

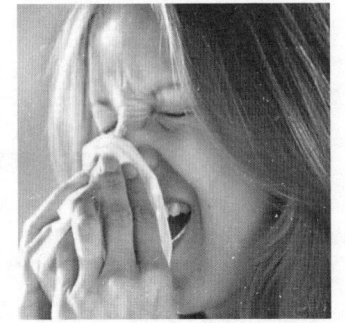

尘螨是一类主要存在于室内尘土中的螨类,肉眼一般很难看见,可引起人体许多过敏反应如过敏性哮喘、过敏性鼻炎、过敏性皮肤病,甚

至还有过敏性胃肠道疾病。尘螨普遍存在于我们居住的环境中，最常寄生在枕头、被褥、床垫、地毯、沙发、窗帘甚至是绒毛玩具上，衣物、汽车中也都含有大量的螨虫，温暖潮湿的季节或环境，特别是由于空调的大量进入家庭，都为尘螨的繁殖提供了有利的条件，而且尘螨能够通过附着在织物、皮革或羽毛上而被传播到居室内的其他角落。当这些飘浮在空气中的尘螨颗粒被人体吸入，就会引起过敏，导致皮肤、鼻部、呼吸道和眼睛的过敏反应，这也是近年来室内尘螨剧增的原因之一。尘螨常以人体皮肤脱落的细小皮屑为食物，还有其他的食物如面粉、大米、自然环境中死亡的真菌等。据研究，每克尘土最多可含18 000多个尘螨，最低也含20个尘螨。

近年来，过敏性疾病有大幅度上升的趋势。有人提出每克屋尘中有100个以上的尘螨就有诱发过敏症状和哮喘的危险，尤其是有过敏性体质的人更易发生。据专家推算，我国遭受尘螨之害的人数占总人口的1%～4%。因此，防止螨虫给人们带来的影响非常重要。首先是保持室内通风干燥，定期打扫和吸尘。床上用品要经常在强光下暴晒，每周用50℃以上的热水清洗以消除尘螨及其粪便。也可使用具有除螨功效的洗衣液。尽量避免使用地毯或选择短绒地毯，而选择专业防尘螨床垫、枕套、沙发套，这样能够隔离床垫中的尘螨粪便，防止过敏患者在睡觉时吸入尘螨，有效隔离螨虫。同时尽量选择简单、容易清洁的居室装饰和家具，避免选用复杂、有雕刻的家具，少用干花、墙幔、布艺、草编挂篮等布置。

如发现螨虫应及时喷洒消毒杀虫药物，同时要加强个人防护，工作后要及时洗澡更衣，皮肤上可涂5%萘酚硫磺膏或苯甲酸苄酯搽剂，不仅可防止螨虫的侵袭，而且可杀灭螨虫。发病初期

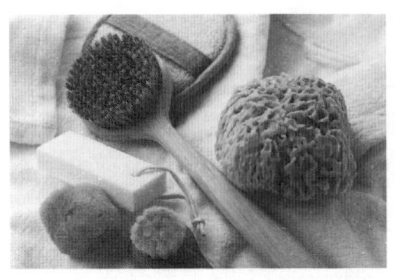

可用苦参、白鲜皮煎水服用,后期可用防风、五味子、乌梅、甘草等煎服,外用可用苍肤水洗剂洗,或外涂雄黄解毒散洗剂。平时可用金银花、连翘、赤小豆、土茯苓、苦参、薏米等煲汤,清热化湿解毒,或用黄芪、党参、麦冬、当归、生地、防风、白术等煎水服,有益气、养血、止痒作用。而当疾病急性发作时应到医院进行治疗,如局部涂搽消炎止痒药,如1%酚或薄荷炉甘石或20%蛇床子洗剂,严重者甚至可使用抗组胺药物或皮质类固醇激素。

对于因尘螨过敏而导致的疾病,目前仍无理想的治疗办法,做好预防工作,提防螨虫的危害是非常重要的,千万不要"螨"不在乎。

(五)"春夏养阳"治冬病

一到夏天,很多医院又开始了伏天的"天灸"或其他一些治疗方法,那些有颈椎病的,冬天常发关节炎的,还有哮喘、慢性支气管炎的病人在医院排起了长长的队伍。这种根据中医辨证施治的原则,选用某些中药在伏天进行穴位的贴敷、针刺、穴位注射、拔罐、刮痧等治疗其实是运用了中医"冬病夏治"理疗。

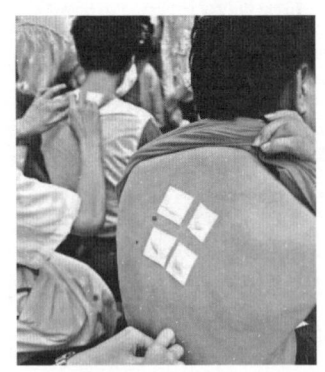

中医讲的"冬病夏治"是非常有科学根据的。所谓"冬病夏治"是根据《素问·四气调神论》中"春夏养阳,

秋冬养阴"的道理，在夏天对冬季常见的一些比较难治的、具有寒邪特性的慢性疾病进行治疗的一种方法。因为在冬季，阴气上升，人体容易受到寒邪侵袭，积聚日久导致内寒，在冬天往往难愈，而到夏季，气温升高，人体阳气上升，利用这一有利的时机进行治疗，能最有效地驱风祛寒，调整人体的阴阳平衡，从而达到减轻症状，并预防复发的目的。

"冬病"一般是指那些好发于冬季，或在冬季加重的病变，如慢性支气管炎、支气管哮喘、风湿与类风湿性关节炎，还有冻疮、慢性腹泻、虚寒性的妇科疾病，还有肾虚引起的腰痛等等，它们都具有中医所讲的脾胃虚寒、肾气虚的特点。

其实，除了上面所讲的"天灸"、穴位注射、拔罐、刮痧等外治方法，根据辨证施治的原则，选用不同的中药内服或食物疗法也能起到温经散寒、驱除宿邪、疏通经络、活血通脉，提高人体免疫力的作用。例如可以针对个体体质差异，以益肺、健脾、补肾的药物来提高人体的阳气，纠正虚寒体质，从而达到治病求本的目的。老年慢性支气管炎的患者一般与肺脾两虚、肾气不足有关，因此这些病人在夏季一般多选用黄芪、冬虫夏草、胡桃肉、山药、山萸肉等具有健脾益气、补益肺肾的中药，而食疗上多选用乌鸡、老鸭、猪肺、白萝卜等与上述部分药材煲汤或粥。胃炎的患者则多半有脾胃虚寒、经脉运行不畅的特点，所以临床多选用山楂、炒麦芽、茯苓、山药、红枣、当归等具有健脾益气、温经散寒的药材煲粥

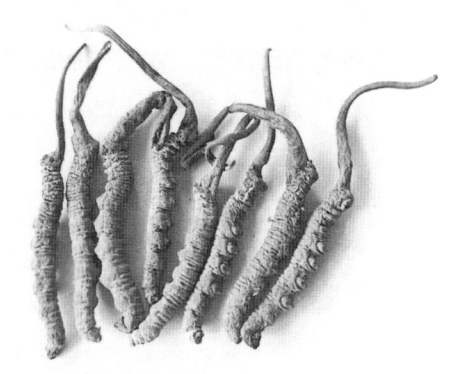

来达到和胃健脾，消积除胀，行气镇痛的功效。冻疮则多选用当归、红花、川芎等具有散寒止痛、活血祛瘀功效的药材，与温阳的食物如羊肉、花椒、生姜、白酒等搭配，煲粥煲汤都可以各取所需。

不过，夏天由于天气炎热，一般慎用或少用过于温热的药物，否则会出现发热、出血、疮疡肿毒等病变。夏季出汗多，也不宜用具有过度发汗作用的药物，否则会丧失津液，反而耗伤人体阳气。另外，过度使用补益之品也会导致脾胃功能受损而出现腹胀、纳差等症状。在饮食上，夏季气候炎热，人的消化功能相对较弱，饮食宜清淡，要多吃杂粮。也不可过食川菜、湘菜等辛辣食物等，以免内热过重。口味重的饮食则易生痰、生湿、生热，也是要避免的。生冷瓜果也应适可而止，以免损伤脾胃，进一步耗伤正气。

（六）初夏时节谨防"病从口入"

初夏时节，万物竞相生长，气温显著升高，这个季节也是肠道传染病病原生长繁殖的活跃期。

近期发生的儿童感染EV71病毒的病例就是一种肠道传染病，容易通过不洁的水源、食物传播的肠道传染病除了EV71病毒。此外，夏季气温高，食物容易腐坏变质，蚊虫繁殖快，例如霍乱、痢疾、病毒性肝炎、食物中毒等最易"病从口入"。夏季人们喜欢吃刚从冰箱中取出来的食物，肠胃功能弱的人容易出现腹痛、恶心、呕吐、头晕、腹泻。另外，夏季人们特别应该注意：少吃隔夜隔餐的食物。

夏季炎热汗多，营养消耗大，食欲又受影响，所以多进粥食、多喝汤不失为夏季养生的好方法，比如在煮粥时加些荷叶，味道清香略苦，或者在煮粥时加些绿豆或单用绿豆煮汤，既生津止渴、清凉解暑，又醒脾开胃。而民间常用的十宝粥（茯苓、枸杞、党参、松子仁、葛根、玉米、山药、冬菇、银耳、粳米），还有桂圆粥（桂圆与粳米熬煮成粥），均有补益心脾，养血安神，增强人体夏季抗病能力的功效。

俗话说"立夏尝鲜"是有一定道理的，多吃新上市的水果和蔬菜，如樱桃、杨梅、甜瓜、桃、李子、青蚕豆、蒜苗、苋菜、西红柿、青椒、冬瓜等，而西瓜、苦瓜、乌梅、草莓、黄瓜、绿豆等更有清热、利湿、消暑的作用。注意补充水和无机盐，特别是钾的补充，可多食豆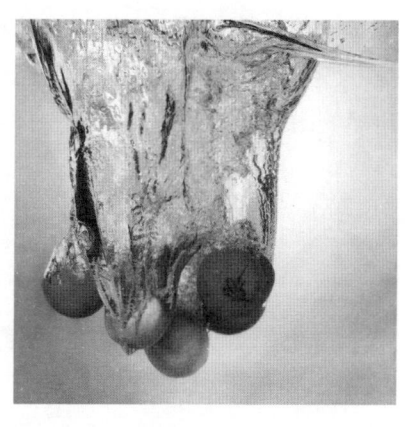类或豆制品和蔬菜、水果。适量地补充营养物质，如鱼、瘦肉、蛋、奶和豆类等优质蛋白。

当然，夏季除了特别要防止肠道传染病外，对于其他一些夏季常见的疾病，包括急性呼吸道传染病，如麻疹、流感等，也是要多加小心的。对于老年人，夏季更要注意避免心脏病的发作，老人在夏季出现心悸、血压升高，甚至心脏病发作而发生猝死的情况并不少见。中医理论认为五行心通夏气，"心为君主之官"。心阳在夏季最为旺盛，因此人们在夏季要顺应天气的变化，重点关注心脏保养，做到春夏养阳，而养阳重在养心。在人体生长发育过程中，神依赖于后天水谷精气的充养，养心可以多喝牛奶，多吃豆制品、鸡肉、瘦肉等，既能补充营养，又可达到养心的目的。平时多吃蔬菜、水果及粗粮，可增加纤维素、维生素的供给。"心藏神，故为神明之用。"保持性情开朗，闲适自乐，切忌暴喜伤心，多做安静的活动，如绘画、书法、下棋、种花、钓鱼等，这些都可以调节精神。而保证充足的午休也是非常关键的，立夏之后，昼长夜短，人们可晚睡早起，以顺应自然界阳盛阴虚的变化，但这样也易造成睡眠不足，因此，根据节气变化，相对于冬春季节，更应该增加午休，从而防止睡眠不足的"夏打盹"。

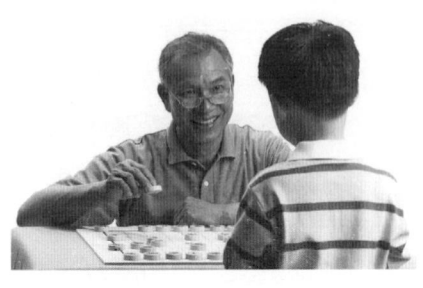

（七）"上火"后如何清火？

经常有患者朋友因为出现了眼睛红肿、口角糜烂，又或者是尿黄、牙痛，还有些是熬夜了，出现烦躁易怒、大便干、手足心热、喜食冷饮，且食欲差，总会问："医生，我是不是上火了？""上火了怎样可以清火呀？"

其实，"上火"又或者是"热气"、"热毒"都是民间相近的说法，是一个中医概念。从正气而言，火是人体正气之一，当其秘藏于脏腑之内，具有温煦、生化作用时，是为阳气，《黄帝内经》称为"少火"，是人体正常的功能。而阳盛太过，成为亢烈之火而耗散人体正气时则为病邪，《黄帝内经》称为"壮火"，这时就成了中医所讲的病因之一了。

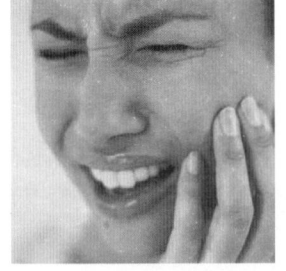

平时我们所提到的致病的"火",是有内外之分的。直接感受温热之邪为外感之火,比如我们在夏天等炎热季节感受了火热之邪,就会出现高热、烦渴、汗出、心烦、失眠。中医很注意比类取象,由于火是向上燃烧的,故认为火热之邪具有上炎的特性,所以临床表现多在人体的上部,如口舌生疮、牙龈肿痛、目赤肿痛等;火又容易耗伤阴津,临床表现也多口渴、咽干舌燥、大便秘结、小便短赤等。除此之外,人体脏腑阴阳失调也会导致内火,也就是人们常说的虚火。正如《黄帝内经》所说"阴虚生内热,阳盛生外热"。

人体的五脏六腑在一定的条件下都能化火。如胃火可以有胃痛、大便干、口臭等症状;肺火可以有咯血、咳嗽、黄痰等;肝火会有一些烦躁、失眠,女性会有乳房胀痛;心火就会心悸失眠、心烦。正所谓"无气化火"或"无志化火"。当然,吃了"火气"大的食物,或者熬夜也都会上火。

怎么防止上火呢?

要注意劳逸结合,戒烟少酒。饮食上要注意多吃含维生素的蔬菜水果。吃水果蔬菜也要有所选择,属热性的如荔枝、橘子、菠萝、龙眼、石榴、芒果等尽量少吃,多吃萝卜、西瓜、苦瓜等。多饮水而少喝碳酸类饮料,少吃辛辣煎炸食品,如葱、姜、蒜、辣椒、胡椒、花椒以及熏蒸食品,四川的麻辣烫,还有广东的"打边炉"等都是容易上火的。另外,上火和情志关系密不可分,乐观豁达的心理状态是最好的灭火剂。

一旦你出现了"上火"症状,可以用一些中药煲凉茶或服用汤剂来清热降火,如具有滋阴的天冬、麦冬、玄参等,还有清热解毒的连翘、金银花、大青叶等,或具清热泻火作用的大黄、黄连、黄柏等。平时吃点龟苓膏,对于易上火的南方人也是有很多好处的。龟苓膏以野生金钱龟、鲜鳖甲或龟甲胶与土茯苓为主要原料，加上几十种中药（甘草、红枣、桑叶、金银花、蜂蜜、菊花等）等熬煎而成，具有清热降火、润肺止咳功效。同时，中医的针灸、火罐、推拿等治疗上火也有很好的辅助作用。

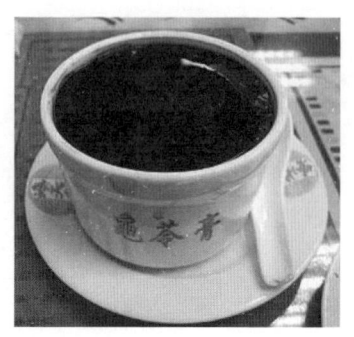

（八）防暑：遮阳、补水、睡足

天气炎热，中暑是这个季节最常见的疾病之一。其实，针对外部环境的变化如寒冷或炎热，人体本身具有可以自动调节体温来进行适应的功能，所谓中暑就是在面对高温环境下人体的这种体温调节功能发生了紊乱，从而引起的中枢神经系统和循环系统障碍，出现头晕头痛、口渴汗出、体温升高、脉搏加

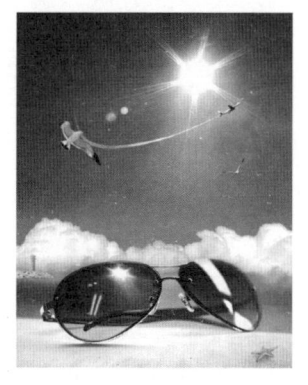

快、面红、肌肉痉挛、甚至昏迷。一般来说，炎夏的烈日暴晒，长时间的高温作业最易引起中暑，而睡眠不足、过度疲劳的人则更容易诱发中暑。

中暑的"暑"，是中医致病的一种病邪，为六淫之一。六淫之暑邪，其性属阳，故有"暑本夏月之热病"之说，所以暑邪致病有明显的季节性。《素问·热论》曰："先夏至日者为病温，后夏至日者为病暑。"由于暑热之气通于心，其性较一般温热之邪更具升散而易耗气伤津，故病暑热一般发热较高，并伴有口渴、心烦、汗多等症。

一般来说，中暑的发生是有一些先兆症状的，比如头痛、头晕、口渴、多汗、四肢无力、注意力不集中、动作不协调等症状。一旦出现这些先兆，就应该迅速撤离引起中暑的高温环境，将病人转移到阴凉通风地方，让其平卧休息，用冷毛巾敷头部，还可以在太阳穴等部位涂抹清凉油、风油精等，并给予补充水分和盐分，有发热的可用酒精擦身降温，清醒者也可服仁丹、绿豆汤、十滴水、藿香正气水等，而昏迷者则可针刺人中或即送医院进行救治。

夏季炎热时分避免外出或烈日暴晒，一定要出门则准备遮阳伞、遮阳帽、太阳镜，或涂防晒霜，防暑降温和开窍醒神的药品（如仁丹、十滴水、藿香正气水、清凉油、风油精等）也是应该必备的。衣服选用棉、麻、丝织物为宜，尽量少穿化纤类服装，以免出汗时不能及时散热。老年人、孕妇、有慢性疾病的人，特别是有心血管疾病的人，在炎热季节要尽可能地减少外出，或到海滩阳光直射地活动。特别要注意补充水分，炎热天最好每天喝1.5～2升以上的水，汗多时可适当喝些淡盐水，或食用含钾水果如橙、橘、柑等。夏季的时令蔬果，如生菜、冬瓜、黄瓜、番茄、李子、桃、杏、西瓜、甜瓜等水分和维生素C含量较高，经常食用可以用来补充水分和维生素C。另外，因夏天昼长夜短，气温高，人体消耗易感疲劳，夏季一定要保证充足睡眠。

中药的西瓜翠衣（也就是西瓜皮）、鲜金银花、扁豆花、荷叶、淡竹叶等都是具有祛暑清热功效的药材，而冬瓜、苦瓜、绿豆、杨梅

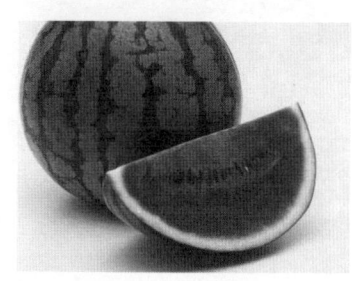

等蔬菜瓜果也是具有清暑生津作用的，以上均可选择用于食疗来预防中暑。由于中暑易出现津气两伤，也可加用益气养阴之品，如西洋参、人参、麦冬、石斛、五味子等。比如用鲜荷叶和冬瓜可制成荷叶冬瓜汤，用海带、绿豆、冬瓜加适量红糖制成海带绿豆冬瓜糖水，还有用冬瓜和薏米煲的老鸭汤等均可作清热祛暑、益气生津之用。另外荷叶茶、苦瓜茶、杨梅汤、鲜藕汁也是常用的清热祛暑之品。

（九）老人御寒先护足

例如，2008年元月下旬以来，我国中南地区遭遇历史上罕见的持续低温、雨雪冰冻的极端天气。在这样的寒冷冬季来临之际，我们要特别提醒老年人，要注意防止感冒、急性心肌梗死、中风、消化系统疾病以及皮肤瘙痒等症。

感冒是老年人冬季的常见病、多发病，极易诱发肺炎、肺心病等呼吸道疾病。据统计，年老体弱者患感冒后90％以上引起老年慢性支气管炎、肺心病的发作。特别是有心力衰竭的老人，一旦感冒

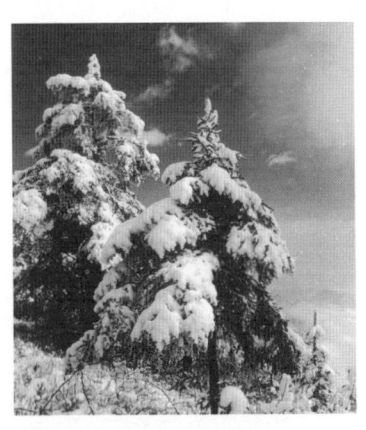

会诱发或加重心力衰竭，造成严重的后果。麦老伯是一个扩张型心肌病的患者，前一段时间在我们病区用中西医结合的方法治疗很稳定了，原想稳定了回去过个快快乐乐的春节的，可突然到来的寒冷天气让麦老伯不慎感冒，接着出现了气促、心悸、脚肿等心力衰竭症状，才出院不到一个月又回到医院住院了。

冬季对老年心脑血管病人也是一个考验，急性心肌梗死在这个季节是发病的高峰期，主要由于人体受寒冷刺激引起血管收缩，血液黏稠度增高而导致的，粥样硬化的冠状动脉对寒冷尤其敏感。同样，70％以上的中风患者发生在冬季，有"冬季神经科的流行病"之说。

一些原来患有慢性胃炎、消化性溃疡的老年人，每逢冬季常易旧病复发，甚至引起胃出血、胃穿孔等严重并发症。这是因为人体受寒冷刺激后，胃酸分泌增加，胃肠发生痉挛性收缩，抵抗力和适应性也随之降低。同时冬季人的食欲旺盛，食量增加也会加重胃肠道负担。

针对以上这些情况，老年人要顺利过冬，可从避风寒、调情志、节饮食等方面注意御寒保健。

如何避风寒？老年人对冷热变化的调节能力较差，加之喜静少动，体力衰减，所以老年人往往怕冷。可将老年人的卧室温度稍调高些，最好控制在18～20℃左右，同时室内放置鱼缸和几盆鲜花，以保持一定的湿度，避免因过于干燥而导致鼻黏膜不舒服。外出时应戴帽、耳罩、口罩等，穿松软的棉鞋。特别是不可忽视足部的保暖，因为人的双足离心脏的距离最远，末梢血液循环较差，加之双脚的皮下脂肪较少防寒保温能力差，故"寒从脚下生"。睡前可用热水洗足使毛细血管扩张促进足部的血液循环，有安神宁志益睡眠作用。

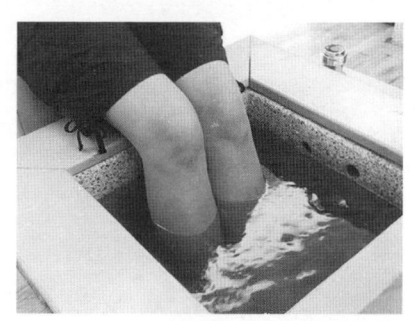

冬季寒风瑟瑟，万物凋零，常使老年人触景生情，容易引起凄凉、忧郁之感，情志的不稳易导致情感疾病，甚至

还会使原有病情加重。调情志，具体来讲就是做到心胸开阔豁达，保持恬淡宁静。老年人应以平和的心态看待自然界的变化，避免接触伤心的事物，并科学安排日常生活，保证睡眠充足。可在家庭空间实施颜色调节，如将老年人房间的窗帘换成黄色以增加暖意，墙上悬挂带有绿色、赋有生气的风景画以及在室内放置数盆鲜花等，均可活跃气氛，增加生机感。《黄帝内经》还说："冬三月，此为闭藏，水冻地坼，无扰乎阳"。这就要求人在冬季的3个月，要清心节欲，不可妄自扰动肾阳，否则"冬不藏精，春必病温"。

老年人应注意饮食调理，也就是节饮食。冬季进补很有必要，能够改善机体营养状况增强身体素质提高脏器功能，促进慢性病康复。除了进食肉类、鱼、蛋、糖等高热量的食物外，粗粮、蔬菜、瓜果亦不可少，一日三餐有荤有素，精粗兼食，米面混吃。还可选用些养血益胃、润肤止痒的天然中草药，如黑芝麻、六味地黄丸、枸杞地黄粥等。少吃过分油腻不易消化的食物，不吃刺激性大的酸辣食品，不饮烈性酒，晚餐不宜过饱，以防胃病和冠心病发作。多进食含纤维素的食物以保证大便通畅。

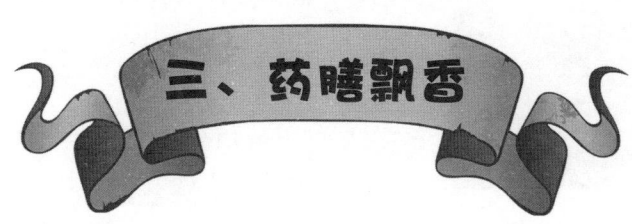

三、药膳飘香

（一）冠心病患者的中医食疗保健

我国有关食疗的记载最早见于《周礼·天官·家宰》。近年来，随着人类对天然药物和自然疗法的追求，食物疗法也逐渐受到人们的重视。冠心病是一种常见的心血管疾病，其发病的危险因素如高血压、高脂血症等均与饮食有密切的关系。因此，结合中医食疗保健，做好冠心病患者的饮食保健对预防发病、延缓疾病进程、减少并发症等方面有重要的意义。

1. 中医食疗保健基本原则

（1）结合患者体质，辨证施食　中医食疗历来重视饮食的个体特异性，强调必须根据体质、年龄、性别等不同特点来配制膳食。人的体质有强弱，患病有寒、热、虚、实，食疗应遵循《黄帝内经》提出的"虚者补之"、"寒者热之"、"热者寒之"的原则。如素体虚寒之人，日常饮食应选择偏于温补且易消化的食物，可用红枣粥、桂园粥、山药粥及羊肉粥、狗肉汤等；素体阴

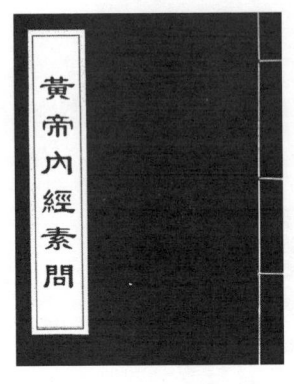

虚有热之人,要选择清补食品,如鱼类、蜂蜜、藕粉、黑芝麻、银耳羹、麦冬粥等;气虚之体宜补气,可选用人参粥、黄芪粥等;血虚之体宜补血,可食当归羊肉汤、鸡血藤鸡蛋汤等。

(2)结合食物性味,具体分析 中医学认为中药具有温、热、寒、凉四性,辛、甘、酸、苦、咸五味。中医食疗学认为食物中也具备四气五味。其温热食物对寒证、阳虚者适合;寒凉的食物对热证阴虚火旺者适合;食物中属平性较多,故大多可久服不致体质的偏颇。五味对人体的作用各不相同,如《本草备要》所言:"凡酸者能涩能收,苦者能泻能燥能坚,甘者能补能缓,辛者能散能横行,咸者能下能软坚,此五味之用也。"可见五味各具有不同的医疗作用,中医食疗与食物的性味关系密切,应综合分析,掌握好合理利用的基本原则。

(3)结合季节地域特点,合理配膳 中医强调整体论,强调人与自然的和谐统一,自然界有春、夏、秋、冬不同的气候,食物也有不同性味,因此,人们食疗保健要与季节气候相适应,才能起到调养机体,健身防病的目的。例如春季阳气升发,人体腠理疏松开泄,易感受外邪,因此不宜过用辛温发散之品,如姜、蒜、葱等;夏季气候炎热,人体水分蒸发过多,津液耗伤,宜选择清热生津,易消化的食物,如鱼类、粥类、莲藕、西瓜之类;秋季气候渐凉而干燥,应选择平补生津润燥之品,如乳制品、蛋类、梨子、蜂蜜等;冬季气候由凉变寒,阴盛阳衰,人体腠理致密,阳气内敛,食宜温补,可配食牛肉、羊肉、鸡肉之类,慎用寒凉饮食,以防伤阳。我国地域广阔,各地的气候条件及生活习惯各异，如《素问·五常政大论》所说："西北之气，散而寒之，东南之气，收而温之。"西北地区，天寒地燥，且饮食多牛、羊等温热之品，其病多外寒而里热，食疗时应注意散其外寒而清其里热；东南地区，地势低洼，温热多雨，腠理疏松，阳气外泄，且易生湿热之邪，因此食疗时应注意少用辛散之品，多选清热渗湿之品，如苦瓜、山药、冬瓜等。

2. 冠心病患者的食疗举例

（1）茶类

①茶类生脉散茶：人参5克，麦冬5克，五味子3克，沸水冲泡，代茶饮服。该茶具有益气生津，补气养心的功效。适用于气阴两虚，胸闷气短，口干乏力的冠心病患者。

②三七参茶：三七5克，人参3克，打碎，沸水冲泡，频饮代茶。该茶具有益气养心，活血通络的功效。适用于气虚血瘀，胸部刺痛，气短乏力，口舌色暗的冠心病患者。

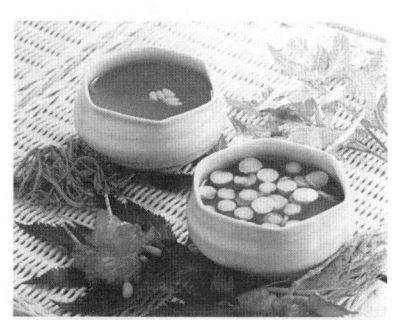

③红花檀香茶：由红花5克，檀香5克，绿茶1克，代茶饮服。红花活血祛瘀，檀香功专理气止痛，绿茶可消食化痰，而赤砂糖配伍诸药，则有活血的功效。该茶剂性味偏于甘温，具有较好的活血化瘀止痛作用，可缓解冠心病患者心胸窒闷、隐痛等症状。

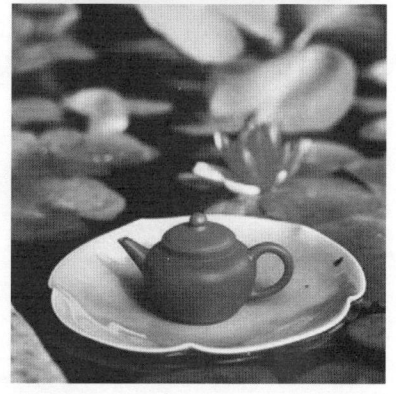

④首乌荷叶茶：何首乌10克，荷叶5克，决明子5克，沸水冲泡，代茶饮服。该茶具有补肾平肝，祛痰化浊的功效。适用于形体肥胖，嗜食油腻，胸闷口淡的冠心病患者，特别适用于大便干结的患者。

（2）粥类

①玉米粉粥：玉米粉50～100克，粳米100～150克。将粳米洗净加适量水煮至九成熟，加入事先以冷水调稀的玉米粉调匀，倒入锅中以文火煮至米开粥稠。该粥具有健脾和胃，益肝宁心的功效，一般冠心病患者均可食用。

②葛根粉粥：先将新鲜葛根切片磨碎，加水搅拌，沉淀取粉30克，同粳米100克共煮粥食用。葛根粉含的黄酮苷成分能增加冠状动脉血流量，常食对冠状动脉狭窄引起的心绞痛有一定疗效。

③仙人粥：何首乌30～50克，粳米100～150克，红枣3～5枚，冰糖适量。先将何首乌、红枣和粳米放入砂锅内，加水适量，同煮成粥后加入冰糖，拌匀即可食用。该粥具有补肝肾、健脾胃、乌须发的作用，适于合并有高血脂、须发早白的冠心病患者。

（3）菜肴类

①芹菜炒瘦肉：芹菜150克，猪瘦肉50克，调味料各适量。此菜具有清热除湿、通便润肠之功效。现代药理研究表明，芹菜具有明显的降压、降脂作用。此菜适用于胸闷心烦，头目眩晕，大便秘结，伴有高血压、高脂血症的冠心病患者。

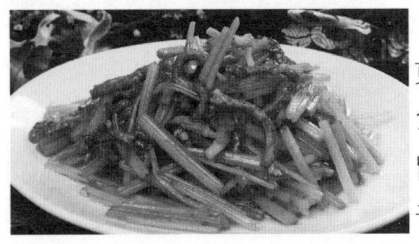

②冬笋爆鸡片：山鸡脯肉50克，冬笋25克，黄瓜25克，蛋清1个，调味品适量。此菜具有补肾益精、降压降脂之功效。适用于胸闷不适，头晕目眩，腰膝酸

软的冠心病患者。

③冬瓜香菇菜：冬瓜200克，香菇50克，调味品适量。此菜具有下气消痰，利水渗湿，降脂减肥。适用于胸闷气喘，体形肥胖，小便不利的冠心病患者。

（二）解暑生津——金银乌梅茶

《素问·四气调神大论》曰："夏三月，此谓蕃秀；天地气交，万物华实。"夏天来到，植物繁盛，天气渐热，人们汗出多，急需补充体内丢失的水分。而且夏季到来，各种肠道传染病也容易发生，腹泻、呕吐、腹痛经常出现。

在这里我们特意介绍一味中药乌梅，用乌梅制成的茶、粥或饮料在夏天可以派上大用场，既可清热生津，又可涩肠止泻。乌梅性酸、平，归肝、脾、肺、大肠经。据《本草拾遗》载乌梅："止渴……止吐逆，除冷热痢。"

我们这里所推荐的金银乌梅茶，就是用乌梅和金银花搭配，制作方法简单。金银花是植物忍冬藤的花蕾，气味芬芳，具有清热解毒的功效。二者相配，清香凉润，酸甘怡人，可清热祛暑生津，并可涩肠止泻。

金银乌梅茶：

原料：金银花、乌梅各15克，白砂糖或冰糖100克。

制作方法：

（1）将乌梅用清洁白开水浸泡1天，洗净后再用开水浸泡30分钟，然后倒入锅内，

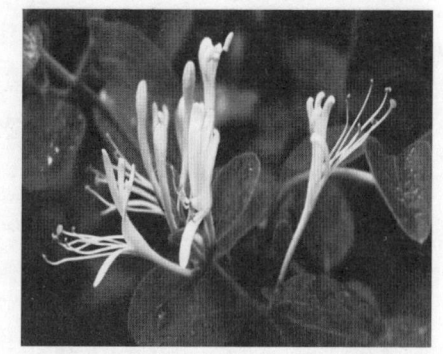

加水1 500毫升，用武火煮半小时左右，文火熬30分钟后晾凉，过滤去渣，约得乌梅液500毫升。

（2）金银花洗净，用1 000毫升开水浸泡30分钟，文火熬30分钟左右滤出金银花液。

（3）将金银花液和乌梅液混合，加入白砂糖或冰糖调匀。

（4）将金银乌梅液放入冰箱冰镇，即饮即取。

其实，乌梅与许多药材搭配均可，如与赤小豆、绿豆搭配可清热祛暑，与椿根、秦皮、百部搭配可清热解毒；与大枣、甘草、芦根、太子参、竹叶以及天花粉等则可健脾、益气、养阴，方法大同小异，根据各种药材的性味功效，合理搭配，只要口感好，最后佐以冰糖、绿茶即可制成各种饮品。

（三）乌梅煲粥治胃炎

乌梅是蔷薇科落叶乔木梅的成熟果实，经过烟火熏制而成。由于乌梅味酸，除了适宜夏季与砂糖煎水做成酸梅汤饮料以清凉解暑，生津止渴外，特别适用于虚热口渴，胃呆食少，胃酸缺乏，消化不良以及慢性痢疾肠炎的人食用，尤其是慢性萎缩性胃炎胃酸分泌过少的患者。正如《随息居饮食食谱》所载："梅，酸温，温胆生津，孕妇多嗜之。" 益气养血生津，健脾益胃和中。

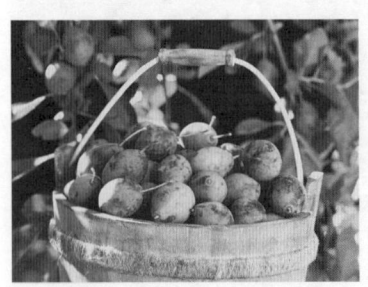

这里我们介绍一种适用于气阴两虚型慢性萎缩性胃炎的海参乌梅粥。

海参乌梅粥：

原料：海参50克，乌梅10克，大枣15个，莲子30克，粟米100克，姜末、精盐、味精、葱花、黄酒各适量。

制作方法：将海参洗净，放入锅中，加适量水，用中火煮30分钟，移入清水中浸泡6小时，捞出切丝，待用。将乌梅、大枣、莲子、粟米洗净，放入沙锅中，加适量水，武火煮沸，倒入海参丝，拌匀，改文火煨煮1小时，待粟米、莲子煨烂后加入姜末、精盐、味精、葱花、黄酒，拌匀，稍煮3~5分钟即成。

其实，用乌梅煲粥的方法还有很多，比如：以乌梅、粳米、冰糖为原料的乌梅粥，就是将乌梅20克煎取浓汁去渣，入粳米100克中煮粥，待粥熟后加冰糖适量，稍煮溶即可。每日2次温热食用，可生津止渴，敛肺止咳，涩肠止泻。以生姜、乌梅、绿茶、粳米、红糖为原料的姜茶乌梅粥，有温中散寒，杀菌止痢的作用。

还有治疗慢性咽炎的玄参乌梅粥，配方是玄参、乌梅各15克，糯米30克。先将玄参、乌梅加水适量煎煮，去渣取汁。糯米加水煮成稀粥，等粥成时兑入药汁、冰糖，稍煮即可。

（四）乌梅食疗治常见病

《本草纲目》介绍乌梅："敛肺、涩肠、治久咳、疟疾、反胃、噎膈、蛔厥、吐利；消肿、涌痰、杀虫，解鱼毒、马汗毒、硫磺毒。"可见乌梅的作用相当广泛。而据现代研究，梅子中含多种有机酸，有改善肝脏功能的作用，适宜肝病患者服食。而果实中的梅酸可软化血管，具有延缓血管硬化，抗衰老的作用。其中乌梅食疗最常用的是作为糖尿病患者的药饮。如：

1. 石膏乌梅茶

石膏150克，乌梅20枚，白蜜3克。制作方法：将石膏捣碎，纱布包裹，与乌梅同以水煎煮，过滤取汁，去渣，调入白蜜。具有清热泻火，生津止渴功效。主治糖尿病口渴多饮、汗多、身热不退等。

2. 瓜蒌根饮

天花粉、麦冬、芦根、白茅根各30克，生姜6克。将上药5味同入沙锅，加水煎汤取汁，去渣，代茶饮。本品清热生津，润燥止渴，适用于糖尿病，尤其是中消之胃热口渴、肺热燥咳、口渴多饮、消渴多尿等。

3. 乌梅葛花汤

乌梅15克，葛花15克同煎，加砂糖适量。可在饮酒前半小时或饮酒后半小时饮用，可以护肝解酒。

4. 乌梅大枣银耳汤

对咳喘、痰中带血、虚热口渴、便秘、高血压等症具有较好疗效，具体做法是：将乌梅、大枣浸泡30分钟洗去浮尘，银耳用水泡择，洗干净待用。取净锅上火，放入清水、大枣、乌梅、银耳、冰糖，用文火炖40分钟调味即成。

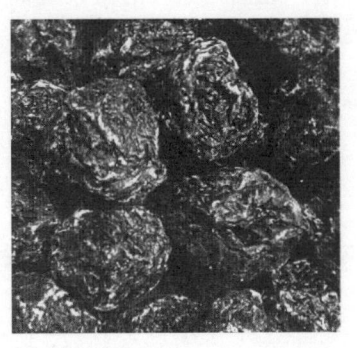

5. 山楂乌梅饮

用山楂30克，乌梅15克，水1.5升。做法：将山楂、乌梅和水煎1小时，浓缩至1升，过滤去渣，将浓缩液装入阔口瓶中。有降血脂，防止动脉粥样硬化作用。

（五）荷香决明瘦身茶

决明子这种中药材，是豆科草本植物决明的成熟种子，味

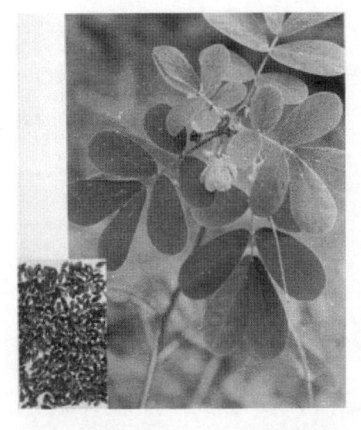

苦、甘而性惊，具有清肝火、祛风湿、补肾明目等功能。《日华子本草》曰："助肝气，益精水；调末敷，消肿毒。"

现代药理研究也证实，决明子配制的茶饮有防治眼疾、高血压，高血脂（肥胖）和便秘的效果。一般来说，种子类的药材都含有油脂，具有润肠通便的作用，加上荷叶又具有清暑利湿的作用，古人常将荷叶奉为瘦身的良药，所以两者相配作茶常服，能润肠通便，降脂瘦身，最适用于肥胖症、宿便，或者肠燥便秘等，对于现代爱好苗条的都市女性尤其有益。

荷香决明瘦身茶：

原料：荷叶3克，决明子6克，制大黄3克，何首乌3克，扁豆3克，桑叶3克。

制作方法：用滚水冲泡，凉后代茶，也可加少许蜂蜜调服。

另外，单炒决明子，冲绿茶的"决明子绿茶"也有润肠通便的功效。制法：将决明子30克用小火炒至香气溢出时取出，候凉。将炒好的决明子、绿茶（约5克）同放杯中，冲入沸水，浸泡3~5分钟后即可饮服。随饮随续水，直到味淡为止。此茶清凉润喉，口感适宜，具有清热平肝、降脂降压、润肠通便、明目益睛之功效。适应证：适用于高血压、高脂血症、大便秘结、视物模糊等。

也有用于清肝降压，明目润燥的杞菊决明子茶。

杞菊决明子茶：

原料：枸杞子10克，菊花3克，决明子20克。

制作方法：将枸杞子、菊花、决明子同时放入较大的有盖杯中，用沸水冲泡，加盖，闷15分钟后可开始饮用。用法：当茶，频频饮用，一般可冲泡3~5次。可用于头晕目眩，面部烘热，烦躁易怒，血压增高的病人，对于中风后遗症的患者，也有清肝火，通便作用。

（六）电脑族的至爱——枸菊决明子粥

《神农本草经》曰决明子："主青盲，目淫肤赤白膜，眼赤痛，泪出。久服益精光。"可见决明子具有清肝明目作用，特别适宜于眼科各种疾病，如肝火旺所致的目赤肿痛、羞明多泪、视物模糊以及青光眼、白内障、结膜炎等，因其有保护视神经的作用，对现代电视族、电脑族等易引起眼睛疲劳的人群格外有益。相传古时候有位年已过百的老道，人们见他身体硬朗，耳聪目明，竞相向老人拜求延年仙道，老人告诉他们，其实没有什么仙道，诀窍只是常食决明子罢了。

现代电脑族通宵使用电脑，常对眼睛有害，而且长期保持同一个坐姿，最易导致肠燥便秘了，这里给大家介绍一种以决明子为主要材料制备成的粥——杞菊决明子粥。其中，枸杞子为滋补肝肾，明目之良药。菊花则具有平肝息风，清肝明目的功效，而

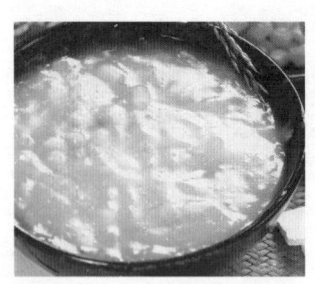

决明子除以上作用外，也有润肠作用，因此，此粥具有清肝明目，润肠通便，最适于长期使用电脑或电视等眼睛受辐射的朋友，对本身有高血压病，并兼有肠燥便秘的人们也同样适合。

枸菊决明子粥：

原料：决明子10～15克，菊花10克，枸杞子10克，粳米50～100克，冰糖适量。

制作方法：先把决明子放入砂锅内炒至微有香气，取出，待冷后与菊花、枸杞子煎汁，去渣取汁，放入粳米煮粥，粥将熟时，加入冰糖，再煮1～2分钟，沸即可食。每日1次。

该粥也可服用时加用蜂蜜，能增加其润肠作用。但由于决明子性微寒，有缓泻作用，对已有胃痛或腹泻的人，则不宜服用。特别需要注意的是，研究发现长期服用决明子易引致妇女月经不规律，严重者甚至使子宫内膜不正常，从而诱发早产，因此一定要引起怀孕女性的重视。

（七）祛湿别少土茯苓

广东人最怕"湿"，这大概跟岭南的气候水土有关，所以满大街都是凉茶铺，家家户户都爱煲靓汤。在广东潮湿、闷热、阴雨不断的季节，人们少不得都会做些"化湿汤"调理身体，而常用的祛湿药材中往往少不了土茯苓。

土茯苓《本草纲目》记载："健脾胃，强筋骨，去风湿，利关节，止泄泻。"

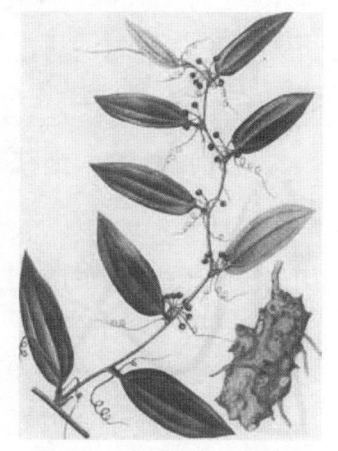

什么是"湿"？如果有头晕、纳差、疲倦、嗜睡、甚至腹泻等不适，可能就是感受湿邪了。中医是有内湿和外湿之分的，外湿主要是由于天气潮湿，湿邪入侵导致的，而饮食不节，过食生冷，容易损伤脾胃，脾失健运就成了内湿。在此介绍一款祛湿的土茯苓粥。

土茯苓粥：

原料：土茯苓10~30克，薏米50克，粳米50克。

制作方法：先用粳米、薏米煮粥，再加入土茯苓(碾粉)混匀煮沸食用。

该粥不仅能祛湿解毒，还能增加血尿酸的排泄，适用于痛风的防治。对于年老体弱，气血亏虚的，还可加用党参30克、大枣20克、枸杞子10克、山药30克、芡实10克、山楂1个。

化湿的汤料要根据"湿"的寒热不同而选用，寒湿者常有恶寒，喜热饮，口淡有甜味，舌苔白厚腻，可选用土茯苓50克、草豆蔻10克、扁豆30克、玉米100克、高良姜15克等煲瘦肉或猪骨；湿热者往往口干苦，大便烂、黏腻不爽，小便黄，舌苔黄厚腻，可选用土茯苓30克、绵茵陈、扁豆加溪黄草30克。

化湿一定要区分体质，如果饮用土茯苓凉茶过多，外湿不仅不能化，反而会变内湿。另外，土茯苓如与水鱼或水蛇等比较腥味的肉类同用，炖前一定要飞水，再加入姜片以辟味。尽量少加诸如葱、蒜、花椒、鸡精、味精、料酒之类的香料，片姜足矣，这样才能保证原汁原味。

（八）祛湿，土茯苓不一定要煲龟

土茯苓能够除湿，解毒，通利关节。事实上旧时土茯苓汤是用来治疗比较严重的疮毒的，据说，土茯苓为治疗梅毒的要药。《本草备要》称土茯苓："治杨梅疮毒，瘰疬疮肿。"虽是治疗梅毒，但对于一般的"湿热"，土茯苓汤的功效更为明显，现临床上主要用于治疗湿热疮毒，因此常与白鲜皮、地肤子、苦参、苍术等配伍同用。

在众多的去湿汤类中，土茯苓煲龟是民间一道很有名的菜谱。据《本草纲目》记载土茯苓具有"健脾胃，强筋骨，去风湿"的作用，而乌龟则大补阴虚，治劳倦内伤、四肢无力。土茯苓配以乌龟，一清一补，加上黄芪、枸杞子、山药、红枣、党参，更加强了其清利湿热、解毒利尿之功效。不过，祛湿的土茯苓不一定非要煲龟，在此我们介绍两条汤剂：

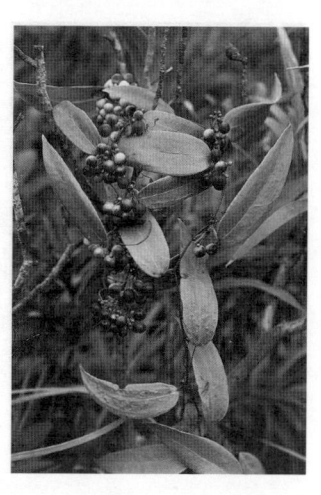

1. 土茯苓煲猪骨汤

原料：土茯苓50克，猪脊骨500克，扁豆15克，赤小豆15克，蜜枣3粒。

制作方法：猪脊骨洗净，加水煨汤，撇去上层浮油，待煎成约3碗汤时，捞出猪骨。土茯苓洗净，切片用纱布包好，与洗净的扁豆、赤小豆、蜜枣等一道放入猪骨汤内，煮至汤约剩2碗时即可。

该汤具有健脾利湿，补阴益髓的作用，尤其适用于有糖尿病者。猪骨，性味甘、平，能壮腰膝，益力气，补虚弱，强筋骨，是补肾佳品。据《本草纲目》记载："服之补骨髓，益虚劳。"

2. 土茯苓炖水蛇

原料：土茯苓10克，水蛇仔50克，红枣2粒，姜1片。

制作方法：水蛇㓥好切段洗净，用滚水飞水待用。土茯苓刮皮、切片，将红枣、姜片、水蛇段和土茯苓片全部放入炖盅，猛火炖3小时，饮用时加入食盐调味。

（九）美女都爱土茯苓老鸭汤

"湿"会导致人体不适，对贪靓的女孩子来说，湿毒还会让你生痤疮，皮肤疙疙瘩瘩，影响美观。不仅如此，夏天到来，如果疲劳加上不够注意卫生，还会出现妇科常见的疾病如慢性盆腔炎，往往缠绵难愈，影响健康。而那些具有清热气、解湿毒的中药材常常能起到保护皮肤，对妇科常见病也有一定的保健作用。土茯苓就是其中的一种。《本草备要》说土茯苓："治杨梅疮毒、瘰疬疮肿。"其实就是清热、祛湿、解毒。给大家介绍几款靓汤配方，经常喝这些汤，皮肤也会光泽闪亮起来：

1. 土茯苓老鸭汤

原料：土茯苓15克，绿豆100克，老鸭1只。

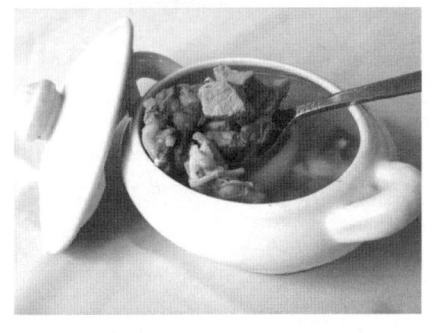

制作方法：将老鸭洗净，去除内脏，切半，切掉鸭尾，洗净，余烫；绿豆浸洗干净后连同老鸭、土茯苓一起放入煲内，用清水5碗，大火煮20分钟，再改用小火熬煮2小时，下盐调味即可。

2. 土茯苓玉米胡萝卜汤

原料：土茯苓50克，薏苡仁50克，胡萝卜250克，玉米500克，冰糖适量。

制作方法：土茯苓及薏苡仁用清水浸透，洗干净；胡萝卜去皮，与玉米一起切块；放瓦煲内入适量清水，先用武火煲至水开，然后改用中火，继续煲2个小时左右，放入适量冰糖即可。

如果针对中年女性常见犯慢性盆腔炎、阴道炎、宫颈炎等，则可选用具有健脾益肾，解毒祛湿的土茯苓芡实瘦肉汤。《本草纲目》载芡实治"遗精白浊带下"。《本草备要》载金樱子："酸涩，入脾肺肾三经，固精秘气。"

3. 土茯苓芡实瘦肉汤

原料：土茯苓50克，芡实30克，金樱子15克，猪瘦肉150克，生姜3片。

制作方法：各药材洗净，稍浸泡；猪瘦肉洗净，整块与各药材放进瓦煲内，加清水1 500毫升，武火煲沸后改文火约1个小时，下盐调味即可。

（十）清肝祛湿溪黄草

我国是世界上病毒性肝炎发病率最高的国家之一，在每年新发病的200多万例急性肝炎中，甲肝占50%，乙肝占20%～25%，丙肝则占5%～10%。而肝炎如果控制不好往往会发展成肝硬化或肝癌。民间常以溪黄草泡茶来清肝利湿，防治"大小三阳"、肝炎。

溪黄草为唇形科香茶菜属植物线纹香茶菜的全草，常生于溪边、沟旁或山谷湿润处，又因其叶揉之有黄色液汁，故名溪黄草。据《本草纲目》记载，溪黄草性寒，有清热解毒、凉血散瘀之功效。而现代研究也发现，溪黄草的化学成分具有抗乙肝病毒活性，以及清除自由基的作用。

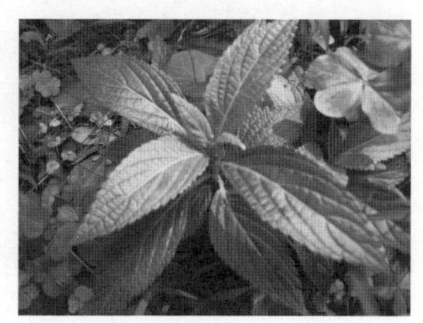

最简单的方法就是用溪黄

草10~15克代茶饮,由于其味苦,加点冰糖口感会好些。除此之外,这里介绍几种溪黄草常用的方法。

对于慢性肝炎、早期肝硬化,可以田螺500克,溪黄草50~100克煮水服。

制作方法:田螺养水中2~3天,使其排尽污泥废物,然后将田螺尾部敲去少许,与溪黄草同煮水服食。

另外,对于急性黄疸型肝炎、急性胆囊炎,可以田螺肉100克,茵陈12克,溪黄草30克,山栀子、龙胆草各9克,煎水服用,每日1~2剂。而急性肠炎、痢疾则以溪黄草20克,黄连5克,黄柏10克,水煎服。用于解酒护肝,可以溪黄草30克,枸杞子30克,麦冬30克,瘦肉200克,煮汤服食。

虽然溪黄草具有清肝祛湿的作用,但单味用溪黄草效果并不佳,且副作用大,因此不宜长期服用。这里特别要提醒患者朋友,不要以为常泡服溪黄草就万事大吉了,而应该在医师的指导下,多进食蛋白质含量丰富的食物,坚持服用保肝护肝的药物,还要避免过度的劳累,戒酒,禁止使用损害肝脏的药物。

(十一)南瓜全身都是宝,养生保健不可少

"红米饭那个南瓜汤,挖野菜那个也当粮……"这首歌谣曾经是一首流传很广的革命歌曲,每当唱起这首歌,眼前就会浮现出红军战士当年艰难岁月里顽强不屈的情景,然而当年这些果腹的低贱食物到现

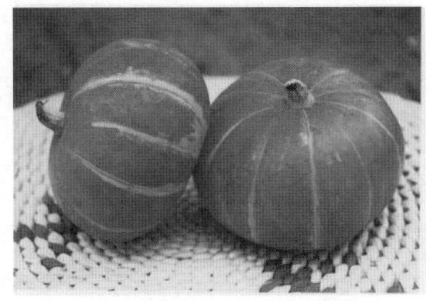

在，转眼间却变成了都市里蛮不错的桌上佳肴。

南瓜为葫芦科植物南瓜的果实，果期一般在8～9月。南瓜营养价值高，既是很不错的食疗植物，又有很高药用价值。其实，除了南瓜的果实，它全身都有用，南瓜根、南瓜藤、南瓜须、南瓜叶、南瓜花、南瓜蒂、南瓜瓤、南瓜子，还有种子在果实内萌发的幼苗（盘肠草）在临床上均可以供药用。

1. 果实

果肉营养成分丰富，最重要的一点就是，南瓜是我国传统的降血糖食物之一，所含的果胶、环丙基氨基酸以及微量元素锌、铬可能在控制和辅助治疗糖尿病及其并发症上有一定作用。据说，南瓜的铬含量居各类蔬菜之首。而南瓜中分离提取出的南瓜多糖可降低血清脂质，含有的一些生物碱能消除和催化分解致癌物质亚硝胺，从而有效地防治癌症。另外，南瓜中含有丰富的维生素E和β-胡萝卜素，因此具有很强的抗氧化作用，有一定的抗衰老作用。南瓜中含有的瓜氨酸，又可以驱除蛔虫、绦虫、姜片虫和血吸虫等寄生虫。

中医认为，南瓜性味甘，温，归脾、胃经。具有补中益气，消炎止痛，解毒杀虫的作用。生南瓜捣敷外用还可治烫伤、火伤，生食可以驱蛔虫。

2. 南瓜藤

其味甘苦，性微寒，无毒。入肝、脾二经。具有清肺，和胃，通络等作用。《本草再新》载："平肝和胃，通经络，利血脉，滋肾水。治肝风，和血养血，调经理气，兼去诸风。"

《随息居饮食谱》以南瓜藤治虚劳内热："秋后南瓜藤，齐根剪断，插瓶内，取汁服。"《闽东本草》载其治胃痛："南瓜藤汁，冲红酒服。"还可用南瓜藤汁涂伤处，一天数次治各种烫伤。因此，南瓜藤可煎汤内服，或切断滴汁，或捣汁外涂。

3. 南瓜籽

南瓜籽是南瓜的种子，夏秋采收老熟的果实后，切开取其种子，晒干即用。南瓜籽中含有一种能影响男性性激素产生的神秘物质，能激起性欲。南瓜籽油因其独特的胆固醇，

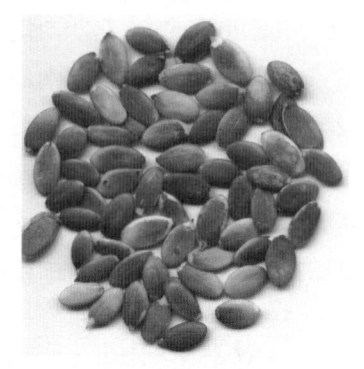

以及富含锌及多种维生素，又能防治前列腺肥大和前列腺炎。所以，自古南瓜籽即为男人之健康补品，在欧洲及日本被昵称为"绿金"。除此之外，南瓜籽也能够有效地降低血糖。而且，南瓜籽油中含有60%以上的不饱和脂肪酸与植物性蛋白，能乳化和分解血液中脂质，尤其适合血脂偏高者。其中富含的不饱和脂肪酸、亚油酸，参与体内磷脂的合成，保护线粒体和细胞膜的结构和功能，延缓衰老。南瓜籽油能够有效地驱除肠内的蛔虫、绦虫、血吸虫等寄生虫，可谓是"驱虫佳品"。

（十二）健脾益肺南瓜粥

《滇南本草》载南瓜"性温，味甘无毒，入脾、胃二经，能润肺益气，化痰排脓，驱虫解毒。"南瓜为葫芦科植物南瓜的果实，夏、秋季采收。它原产于南美洲，后传入我国，常栽培于屋边、园地及河滩边。南瓜营养丰富，全身都是宝，果实作蔬菜，种子含油可食用，而南瓜的根、茎（南瓜藤）、茎卷须、叶、花、蒂、瓤、种子有着不可忽视的药物功效。其中，南瓜的果实具有补中益气，消炎止痛，解毒杀虫作用，常用来治肺痈、便

秘、驱虫、健脾、下乳等，甚至生食可以驱蛔虫，生南瓜捣敷还可治烫伤、火伤。这里介绍一种制作相当简单，具有健脾益肺保健作用的南瓜粥。

南瓜粥：

原料：南瓜500克，粳米100克。

制作方法：将粳米在锅中煮成黏稠状的粥。南瓜去皮切成小块，放入锅中用水熬煮至软，捣成泥状。再将南瓜泥混入煮好的粥中，一边搅拌一边食用即可。

但请注意，南瓜不宜与羊肉、虾、螃蟹、鳝鱼、带鱼或鹿肉同食，也不宜与富含维生素C的食物同食。

（十三）百益果王——木瓜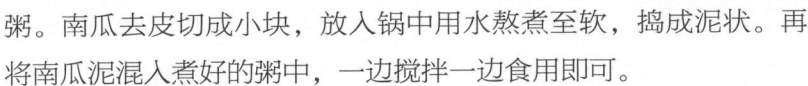

木瓜因甜美可口、营养丰富而有"百益水果"、"水果之皇"之美誉。木瓜富含多种维生素和氨基酸及钙、铁等，还含有木瓜蛋白酶、番木瓜碱，是一种对身体非常有益的食疗佳品，因多吃可延年益寿，故木瓜在中国又有"万寿果"之称。

木瓜的根、枝叶、种子，即木瓜核均有药用价值。《玉楸药解》载木瓜："味辛，性涩，微寒。入肝、脾经。"其作用有很多，主要包括助消化、促进伤口愈合、通便等。既可煎汤内服，又可入丸、散，或煎水熏洗。

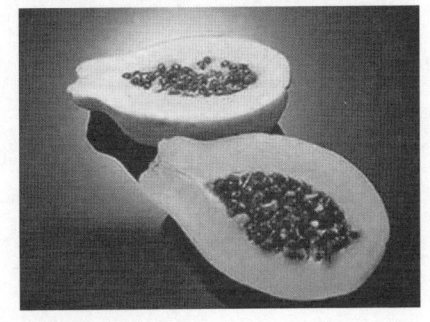

木瓜乳状液汁中含有一种

"木瓜酵素",是最好的蛋白质分解酵素,可以帮助人体分解肉类蛋白质,饭后食用可以助消化,烹调时多用于分解肉类的结缔组织,所以用木瓜炖肉,肉质会更鲜嫩,所谓"松肉粉"是也。另外,木瓜酵素能帮助祛除肌肤表面的代谢角质,故常应用在化妆品里。

因为木瓜有润肺的功能,中医认为"肺开窍于皮毛","肺主气",所以木瓜能行气活血,吸收充足的营养,从而让皮肤变得光洁、柔嫩、细腻、皱纹减少、面色红润。相信我们都经常会接触到木瓜炖雪耳、木瓜牛奶、木瓜雪蛤、木瓜银耳冰糖等,也都是常作为润肤、美颜、通便、润肺用。另外,木瓜还可以刺激乳汁分泌,是广为人知的丰胸催乳妙方。

一般来说,颜色愈深的水果或蔬菜其营养愈高。木瓜肉色鲜红,含有大量的β-胡萝卜素,对身体非常重要,β-胡萝卜素是一种天然的抗氧化剂,能有效清除自由基。而且木瓜也有防癌的作用。

木瓜有两种类型,一种瓜身细长,肉厚、籽少、汁水多而清甜,作为水果吃的新鲜木瓜,最好选瓜身细长的。另一种瓜身圆圆的,外形好像葫芦瓜或似沙田柚,它肉薄、籽多、汁水稍少,比较适合做成菜肴。木瓜以无斑点、果蒂部分无腐烂的为佳。色泽要黄,有弹性,不可出水。生吃以半生熟的程度最合适。蛋白酶在未成熟的青木瓜中含量最高,大约是成熟后红木瓜的2倍。因此买木瓜时最好选择青木瓜,而不是成熟后的红木瓜。

治病多采用宣木瓜,也就是北方木瓜,不宜鲜食;食用木瓜多是产于南方的番木瓜,可以生吃,也可作为蔬菜和肉类一起炖煮。因大部分的瓜类都偏寒性,木瓜亦然,因此胃寒、体虚者不宜多吃,否则容易腹泻或胃寒呕吐,每次1/4个左右足矣。 木瓜中的番木瓜碱,对人体有小毒,每次食量不宜过多,过敏体质者尤其应慎食。怀孕时不能吃木瓜只是怕引起子宫收缩致腹痛,但不会影响胎儿。《食疗本草》载:"不可多食,损齿及骨。"《本草经疏》载:"下部腰膝无力,由于精血虚,真阴不足者不宜用。伤食脾胃未虚,积滞多者,不宜用。"

(十四)健脾消食的木瓜沙拉

中医讲"药食同源",又说"药补不如食补",木瓜就是一种既有食疗作用又有药用价值的水果。木瓜的营养成分很多,其中之一就是木瓜富含维生素C,其含量是苹果的48倍,半个中等大小的木瓜足供成人整天所需的维生素C。同时,木瓜富含17种以上氨基酸及钙、铁、蛋白酶等。木瓜香甜可口,炒、煮、腌或制成蜜饯均是美味食品。因木瓜乳液中含有一种"木瓜酵素",可以分解肉类蛋白质,因此饭后食用可以助消化,有治疗肠胃炎、消化不良等疾病的作用;烹调时可以将肉类的结缔组织分解,用木瓜炖肉,肉质也会更鲜嫩。

木瓜味酸,微寒,入肝、脾经。《海药本草》曰:"敛肺和胃,理脾伐肝,化食止渴。"这里就介绍一种具有健脾消食的木瓜沙拉。

(1)木瓜一剖两半,挖去瓜肉,制成木瓜碗,以作盛物容器。

(2)芒果、木瓜、菠萝、香蕉、奇异果切片备用。

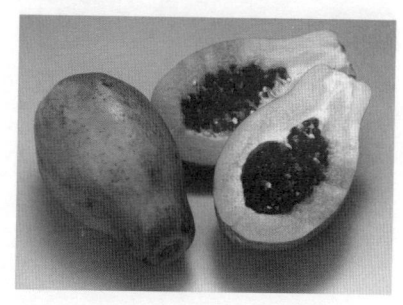

(3)以上水果放入木瓜碗中,滴入莱姆汁,适量加糖,拌

上沙拉酱即成。

一般人均可食用，尤其是消化不良者更佳，但煮熟的木瓜没有这个效果，因为高热破坏了酵素的活性。由于木瓜性偏寒，因此胃寒、体虚者不宜多吃。木瓜中的番木瓜碱，对人体有小毒，每次食量不宜过多，过敏体质者应慎食。而且，古代医家在医书中提到："忌铅、铁"。

生吃的木瓜多是产于南方的番木瓜，而北方木瓜（宣木瓜）不宜鲜食，多作药材治病用。作为水果吃的新鲜木瓜，最好选瓜身细长，肉厚、籽少、汁水多者，而瓜身圆，形似葫芦或沙田柚者，肉薄籽多、瓜汁稍少的则适合做成菜肴。有益消化的酶在未成熟的青木瓜中含量最高，大约是成熟后红木瓜的2倍，因此买木瓜时最好选择青木瓜，而生吃则以半生熟的为佳。

（十五）丰胸圣品——木瓜莲子乳

木瓜为蔷薇科植物贴梗海棠的果实。又名乳瓜，因果实在未成熟前，如用刀在果实上轻轻一划，即会流出白色乳汁。木瓜是一种营养价值极高且有益健康的水果，具有健脾胃、助消化、通便、消暑解渴、解毒消肿、通乳、驱虫等功效。《本草再新》载："敛肝和脾胃，活血通经。"

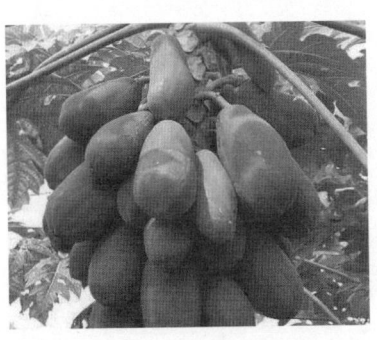

在生活中木瓜更是常作为润肤养颜的佳品。木瓜所含维生素A及维生素 C 的含量特别高，有清除体内毒素的作用。而存在于木瓜中的乳状液汁的木瓜酵素是最好的蛋白质分解酵素，它能帮助分解并去除肌肤表面的老化角质，常用在化妆品及保养品中。用番木瓜擦脸有清洁油质污垢，促进皮肤新陈代谢，具有抗衰老、美容护肤作用。当然，木瓜最受女士们欢迎的还是它的丰胸功效，因其中的木瓜酶对乳腺发育非常有益。

丰胸用青木瓜效果最好，民间有一秘方，就是将青木瓜与猪手或草鱼一同熬汤。此外青木瓜排骨汤、木瓜炖雪蛤、木瓜炖雪耳、木瓜牛奶椰子汁、清炖冰糖木瓜、木瓜炖鱼翅等也都是广为人知的养颜护肤、美容丰胸的妙方。木瓜配上红枣、莲子制作成的粥食，可以起到调节内分泌，补血养颜、通便解毒的作用。

木瓜莲子乳：

原料：木瓜1/2个，鲜奶250毫升，莲子25克，红枣2枚，冰糖适量或蜂蜜1汤匙。

制作方法：木瓜去皮对剖去籽，切成粒状，备用。莲子、红枣用清水洗净。莲子去心，保留莲衣。红枣去核备用。将莲、枣及木瓜放炖盅中，加入鲜奶和适量冰糖，炖至莲子肉熟即可。

（十六）长寿食品——山楂

自古以来，山楂就是健脾开胃、消食化滞的良药，老年人常吃山楂制品能增强食欲，改善睡眠，预防动脉粥样硬化，起到延年益寿作用，故山楂一直被人们视为"长寿食品"。

山楂以果实入药，秋季果实成熟时采摘，以个大、皮红、肉厚者为佳。山楂采得后晒干即可，或压成饼状后再晒干。山楂性微温，味酸甘，入脾、胃、肝经，有消食健胃、活血化瘀、收敛止泻之功能。据《随息居饮食谱》记载山楂："醒脾气，消肉食，破瘀血，散结消胀，解酒化痰，除疳积，止泻痢。"

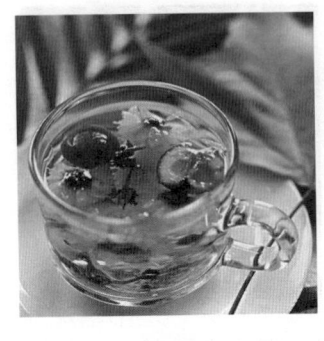

现代医学研究证实,山楂含山楂酸等多种有机酸,并含解脂酶,能促进肉食消化,有助于胆固醇转化,所以,对于吃肉或油腻物后感到饱胀的人,吃些山楂、山楂片、山楂水或山楂丸等,均可消食。另外,山楂还富含胡萝卜素、钙、山楂素等三萜类烯酸和黄酮类等有益成分,能舒张血管,加强和调节心肌功能,降低血清胆固醇和降低血压的作用。这里,我们介绍一款能润肠通便、降压调脂,适合高血压合并冠心病或高血脂患者饮用的楂菊降压茶。

楂菊降压茶:

原料:山楂15克,菊花10克,草决明子15克,冰糖适量。

制作方法:上药水煎,代茶加冰糖饮用。

或山楂15克加荷叶12克,水煎代茶制成山楂荷叶饮,或以鲜山楂1千克加桃仁100克、蜂蜜250克制成山楂桃仁露,均能起到健胃消食,降压调脂,改善冠脉供血作用。

(十七)"老胃病"冬病夏治—— 山楂山药红枣粥

"冬病夏治"是中医一种非常有益的治疗方法,在中医看来,一些好发于冬天寒冷季节的疾病最适合在夏季治疗。因为冬季阴气上升到极点,人体更容易受寒邪侵袭,到了夏季,由于气温升高,人体内阳气上升,可利用这一有利时机治疗那些冬天寒冷季节好发的疾病,例如慢性胃炎,也就是俗称的"老胃病"。

山楂为蔷薇科落叶灌木或小乔木植物野山楂的果实,常生于荒山坡、溪边、路边树林及灌木丛中。山楂性酸甘,微温,据

《本草纲目》记载山楂："化饮食，消肉积，癥瘕，痰饮，痞满吞酸，滞血痛胀。"因此，山楂长久以来都是具有健胃消食、降压降脂功效的保健食疗的佳品，被人们视为"长寿食品"，例如我们常在市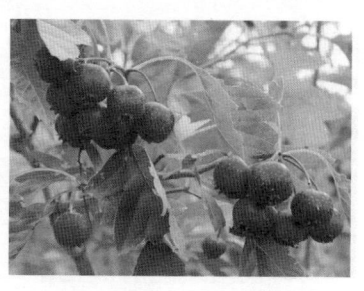
场上可买到的以山楂为主要原料的山楂丸、山楂片、保和丸，还有焦三仙等。这里我们介绍一款治疗慢性胃炎的山楂山药红枣粥。

山楂山药红枣粥：

原料：山楂15克，山药30克，红枣5枚，高粱米150克，小米50克。

制作方法：上药洗净，纳诸药与米煮粥，趁热1次吃完，每日2次。

该粥具有健脾益气，行气止痛，和胃消积等功效。也可以用山楂15克，炒麦芽30克，蜂蜜30克，山楂切片后与炒麦芽同水煎，水开晾温后加入蜂蜜调服，具有消积化食，行气导滞，止痛的功效。或取山楂、白糖各适量，将山楂洗净去核，煮烂后加少许白糖，冷后置冰箱。每日服用3～4匙，具有和胃调中，健脾益气，补中润燥，行气止痛的功效。

值得提醒的是，山楂虽好，但因山楂可以刺激子宫收缩，有可能诱发流产，同时山楂性酸，故孕妇及消化性溃疡患者不宜多食，尤其是空腹时不宜多吃。

（十八）生津利咽——杨桃茶

杨桃为酢酱草科植物杨桃的果实，是久负盛名的岭南佳果之一。杨桃一年四季交替互生，但以7月开花，秋分果熟的为最佳，所以中秋前后是杨桃上市的最佳季节。杨桃又分为酸杨桃和甜杨桃两大类，最负盛名的当数广州市郊芳村花地所产的杨桃，生食味美可口，有消热、生津、利水之效。而酸杨桃较少生吃，多作烹调配料或加工蜜饯，或作药用。

杨桃果皮光滑鲜艳带有腊质，果肉黄亮细嫩，爽脆多汁。杨桃含有多种营养成分，能减少机体对脂肪的吸收，同时还有护肝降糖作用，所以尤其适用于患有心血管疾病或肥胖的人食用。杨桃中糖类、维生素C及有机酸含量丰富，果汁充沛，能迅速补充人体的水分，生津止渴，消除疲劳。果汁中含有大量草酸、柠檬酸、苹果酸等，能促进食物的消化。杨桃含有大量的挥发性成分，可消除咽喉炎症及口腔溃疡。杨桃根、枝、叶、花、果均可供药用，最常用的是果肉。据《本草纲目》载："主治风热，生津止渴。"所以杨桃又有治咽喉痛能手的美誉。这里介绍一款杨桃茶。

杨桃茶：

原料：杨桃2个，砂糖250克，红茶适量。

制作方法：杨桃削去棱角边缘，切成五棱花状薄片备用；将切好的杨桃加砂糖腌制，腌制后密封一星期即可；腌过的杨桃片，原汁加水煮沸，晾干备用；红茶泡水，加入杨桃片4~5片即可。

杨桃鲜果生用，性稍寒，正如《药性考》言："多食冷脾胃，动泄澼。"故过量食用易使导致脾胃湿寒，便溏泄泻，有碍食欲及消化吸收。所以，无论食生果或饮汁，最好不要冰凉及加冰饮食。

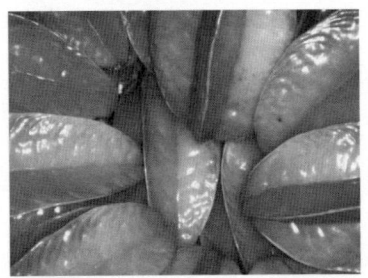

（十九）蒲公英巧治痛风

痛风是尿酸过量生产或尿酸排泄不充分引起的尿酸堆积造成的，尿酸结晶堆积在软骨，软组织，肾脏以及关节处。在关节处的沉积会造成剧烈的疼痛。在广东，痛风病患人数远较我国其他地区为高，因为广东人喜食海鲜等富含嘌呤、蛋白质的食物，容易使体内尿酸增加。西医在治疗痛风方面主要是用秋水仙碱改善痛风性关节炎急性发作，平时多以别嘌呤醇降血尿酸，但由于西药副作用大，老年或体弱患者难以坚持服药，在痛风中晚期治疗效果上西药也是欠理想。

蒲公英为多年生草本植物蒲公英的带根全草，夏秋两季采收。其性苦、甘、寒，归肝胃经，具有清热解毒及利湿功效。《本草备要》曰蒲公英："解食毒，散滞气，化热毒，消恶肿结核疔肿。"研究发现，许多中药在治疗痛风上具有很神奇的功效，蒲公英即为其中之一，这里我们就介绍常见的药食两用的植物蒲公英为原料的具有降尿酸、治疗痛风的食疗方。

1. 蒲公英绿豆汤

原料：蒲公英15克，薏苡仁50克，绿豆30克，白糖适量。

制作方法：将蒲公英去杂洗净，加入适量水煎煮，煎好后滤出汁液，弃渣。将洗净的薏苡仁、赤小豆加入汁液中煮成熟烂，加入白糖搅匀即成。

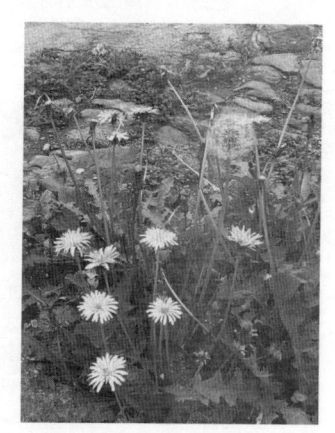

2. 凉拌蒲公英

原料：新鲜蒲公英（嫩叶尤佳）

100克，百合100克。

制作方法：洗净的蒲公英用沸水焯1分钟、百合焯半分钟，捞出过冷水，根据个人喜好佐以酱油、盐、香油、蒜泥等即可食用。

以上两方均无明显禁忌证，除脾胃虚寒极明显或天气寒冷时不宜食用外，痛风患者可常服，普通人群在暑湿天气亦可经常食用，可清热解暑、健脾祛湿。

（二十）蒲公英：祛湿解暑两相宜

蒲公英能够清热解毒、利水祛湿，还是一种传统的野菜。在传统的用药当中，蒲公英最常用于治疗乳痈（即现在所说的急性乳腺炎），为治疗乳痈要药。《本草纲目》记载："蒲公英主治妇人乳痈肿，水煮汁饮及封之立消。"虽然是治疗乳痈要药，但更不能忽视蒲公英清热解毒、利水祛湿等功效，现临床上主要用于治疗各种炎症，常与金银花、鱼腥草、夏枯草等配伍同用。

广东地处岭南之地，气候湿热，进入三伏天后更是暑气极重，一般家庭都会经常煲一些祛湿、解暑的老火汤，比如很出名的土茯苓煲龟、冬瓜薏苡仁煲猪骨等，但是这些老火汤往往难以兼顾祛湿与解暑两个方面。所以，在此我们介绍两种用蒲公英做原料的可兼顾两者的食疗方。

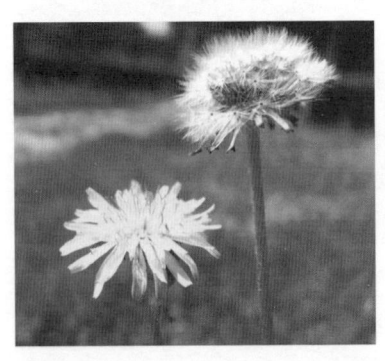

1. 蒲公英煲猪骨汤

原料：蒲公英30克，猪脊骨500克，扁豆15克，薏米15克，生姜1片。

制作方法：猪脊骨洗净，加水煨汤，撇去上层浮油，待煎成3碗汤左右时，捞出猪骨。蒲公英洗净，用沸水焯半分钟，沥出，与洗净的扁豆、薏米、生姜等一道放入猪骨汤内，煮至汤约剩2碗时即可。

该汤具有清热利湿，补阴益髓的作用，尤其适用于有糖尿病者。

2. 蒲公英粥

原料：蒲公英（新鲜嫩苗尤佳）30克，绿豆50克，粳米100克。

制作方法：蒲公英洗净，用沸水焯半分钟，沥出，与洗净的绿豆、粳米加水同煮，熬制成粥即可，也可多加水煲成糖水食用。

该粥具有清热解暑、利水祛湿的作用，还能助消化，增食欲，尤其适合小孩子及户外高温工作者。以上两方食用无明显禁忌，除体质虚寒较为严重者不可多食外，绝大多数人在这段三伏天气候时间内均可常服。

（二十一）清热解暑——干荷菊花乌龙茶

炎夏时节，较易中暑。"暑"是中医致病的六淫之一，其性属阳，暑热之气通于心，故其性较一般温热之邪更具升散而易耗气伤津，所以在炎热夏季要防止出现中暑。夏天天气炎热，应尽量减少出门，一定要出门则应准备防晒之物，如遮阳伞、遮阳帽、太阳镜或涂防晒霜，并备用防暑降温和开窍醒神的药品（如仁丹、十滴水、藿香正气水、清凉油、风油精等）。所穿衣服建议选用棉、麻、丝织物为宜，尽量少穿化纤类服装，以免出汗时不能及时散热。

盛夏酷暑，人体出汗多，必须及时补充水分，炎热天最好每天喝1.5升以上的水，汗多时可适当喝些淡盐水，以保持机体平

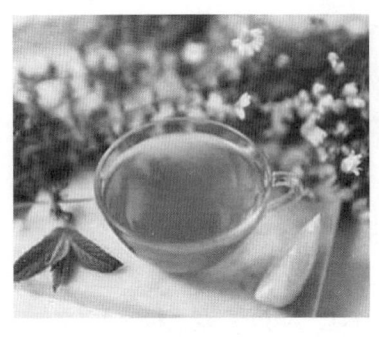

衡。夏季正是瓜类蔬菜上市旺季,这些瓜菜含水量都非常高,可选用冬瓜、黄瓜、丝瓜、南瓜、苦瓜、西瓜等,以及番茄、茄子、芹菜、生菜、芦笋等凉性蔬菜,它们不仅水分充足,而且维生素C含量较高。中药如西瓜翠衣(也就是西瓜皮)、鲜金银花、扁豆花、荷叶、淡竹叶等都具有祛暑清热功效,常用于煲汤或药用以防治中暑,而一旦出现津气两伤症状,则可加用西洋参、人参、麦冬、石斛、五味子等具有益气养阴功效之品。

这里我们特别介绍一种以荷叶为主的代茶饮品,用于清热祛暑之用。荷叶为莲的叶片,味苦、涩,性平。功能清暑利湿,升阳止血。常用于暑热病证及脾虚泄泻和多种出血证。

干荷菊花乌龙茶:

原料:干荷叶50克,乌龙茶5克,菊花30克,罗汉果1/5只。

制作方法:用纱布将上述茶料包好,放在清水中浸泡清洗后,加水500毫升,煮沸代茶饮。

(二十二)夏枯草:中药降压的另一选择

提起中药降压,大多数人的第一反应就是罗布麻,市面上也有很多以罗布麻为主的降压复合制剂,然而,罗布麻有小毒,不宜久服或大剂量服用。在这里我们介绍另一种具有良好降压作用的中药——夏枯草。

夏枯草几乎全国可见,主产于华东、华南地区,性苦、辛而寒，入肝、胆经，能清肝明目，消肿散结。《本草求真》载："夏枯草，辛苦微寒……凡结得辛则散，其气虽寒犹温，故能以补血也。是以一切热郁肝经等证，得此治无不效，以其得藉解散之功耳。若属内火，治不宜用。"现代药理表明夏枯草具有明显的降压作用，其提取物具有降压活性及抗心律失常作用。中医治疗高血压时常在处方中加夏枯草以加强降压作用。在日常保健中，也可把夏枯草做成的食疗方用于高血压的辅助治疗，现介绍一种可长期服用的日常保健方供大家参考。

夏枯草菊花茶

原料：夏枯草10克，白菊花5克，党参10克，蜂蜜适量。

制作方法：党参切薄片，与夏枯草、白菊花同下沸水中滚约1分钟，熄火泡浸约20分钟，滤渣，调少量蜂蜜当茶饮用。

按：《本草通玄》载："夏枯草，补养厥阴血脉，又能疏通结气……然久用亦防伤胃，与参、术同行，方可久服无弊。"厥阴指的就是肝胆，中医认为高血压病病位在肝，治疗高血压主要从肝论治，因夏枯草药性偏寒，长期服用会伤脾胃，所以与党参一同服用，便可"久服无弊"；又因秋季干燥，加蜂蜜润肺，同时还可以调味，适合长期服用。需要注意的是，脾胃虚寒的患者不宜长期服用；另外，蜂蜜不适宜糖尿病患者以及肚子胀及见舌苔厚腻者食用（可不加蜂蜜直接服用）。

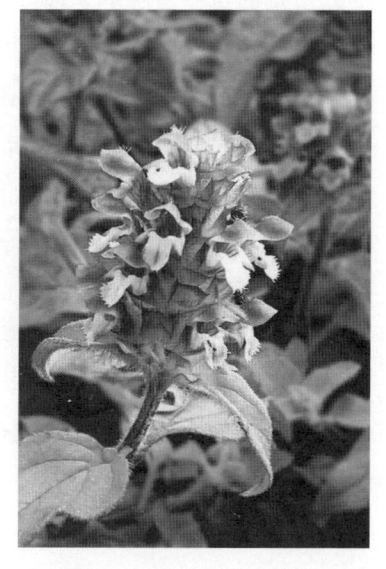

（二十三）老慢支"冬病夏治"——山药胡桃粥

三伏天各大医院门口排起了长长的"天灸"队伍，尤其是有老慢支（老年慢性支气管炎）、老胃病（老年慢性胃炎）等长年不愈，遇冬病情加重的病友更是趋之若鹜。这是一种"冬病夏治"的方法，是中医特色医疗之一，其中医理论根据是"春夏养阳"，就是在三伏天，或夏至至秋分的阶段，运用中医的辨证施治，以达到扶正固本的目的，从而调整人体阴阳平衡、增加机体抗病能力，达到冬季减少某些疾病的发生或复发的目的。

老慢支多于冬天寒冷季节容易病情加重或复发，在夏季调治老慢支常常可以起到事半功倍的作用。中医认为，老慢支长期不愈与肺脾两虚、肺肾不足有关，因此老慢支病人在夏季病情缓解期，特别要加强饮食调养，注意健脾养肺、补益肺肾。这里介绍一款特别适宜于肾虚的老慢支患者食用的山药胡桃粥。

山药为薯蓣科多年生蔓生草本植物薯蓣的块根，以产于河南新乡地区的为最佳，称为淮山药。其性味甘、平，归脾、肺、肾经，具有益气养阴，补脾、肺、肾的功效，常用来补肺气，益肺阴治疗肺虚喘咳等疾病，正如《本草纲目》所载山药"益肾气，健脾胃，止泄痢，化痰涎，润皮毛。"而《本草纲目》载胡桃肉"温肺润肠，治虚寒喘嗽，腰脚重痛。"因此，胡桃肉温肺定喘，补肾纳气，也同样可用于虚寒喘咳或肺虚久咳不止。

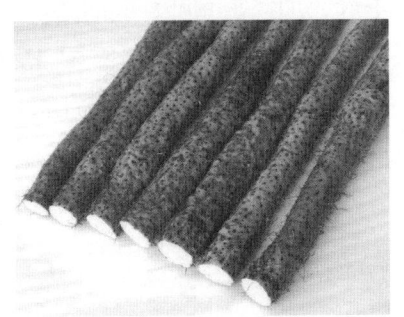

补肾山药胡桃粥

原料：取紫衣胡桃1个，山药50克，粳米100克。

制作方法：紫衣胡桃用铜钵舂碎，山药煎取浓汁与粳米、胡桃同煮粥，每晚临睡前细嚼后服下，日服1~2次，坚持服用1个月。

（二十四）仙鹤草：功比灵芝

仙鹤草也叫白鹤草，因其功效与灵芝相似，中医又将其命名为白鹤灵芝。全草平肝降火，镇咳止痒，治肺热咳嗽、肝炎、胃炎、糖尿病。叶加工干燥为白鹤灵芝茶，有降血压，治糖尿病之效。但是对于广大劳动人民而言，仙鹤草的另一个别名可能更实用，那就是大力草。

夏秋交界季节，天气炎热干燥，室外工作的人往往比盛夏时节更易疲劳，回到家后总是胃口不好，浑身没力气，有经验的人就会用一些党参、玉竹、山药等煲瘦肉来补益身体。但是话说回来，这些并不足以迅速改善脱力劳伤对身体的损伤，相对来说，这时候用仙鹤草来改善身体疲劳状态是较为简便、有效、迅速而且廉价的方法。在这里我们介绍两种食用仙鹤草的方法供大家参考：

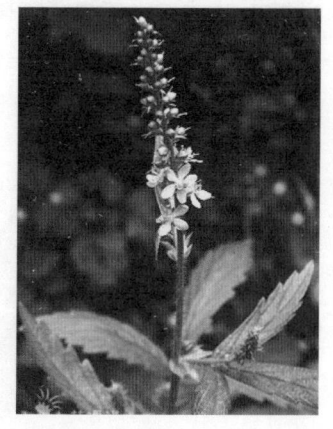

1. 仙鹤灵芝茶

原料：仙鹤草15克，大枣3枚，水1 500毫升。

制作方法：将仙鹤草洗净后，与大枣加水一起放入锅中，先以大火煮至沸腾后，改转小火续煮约30分钟。过滤，静置待凉即可。

按：《滇南本草》记载仙鹤草"性微温，味苦涩"，别名"脱力草"，具有"补虚"、治"脱力劳伤"等功效，加入大枣调理脾胃，对于重体力劳动及体质虚弱的人可长期作为保健茶饮用。

2. 仙鹤补虚汤

原料：仙鹤草15克，党参15克，枸杞子10克，淫羊藿10克，麦冬10克，五味子5克，猪脊骨250克。

制作方法：猪脊骨洗净斩件，入沸水，去除浮油，加入上面各中药，文武火煲约2小时即可。

按：该方兼顾五脏六腑，对于劳作后身体疲倦乏力或体质虚弱的人有较高的食疗意义，可长期食用。

（二十五）心脏支架术后的饮食调理

最近冷空气南下，骤冷的天气让心血管疾病发病率骤然上升，对于那些冠心病已经植入支架的病人，这个天气也是同样不好过，除了要面对支架植入术后的再度狭窄，更要面对自己对心绞痛发作的心理阴影，每日惶惶恐恐，有一些人甚至恨不得一到这种天气就直接住进医院接受观察。

其实，心血管病并没有人们想像中那么可怕，只要生活饮食调理得当，加上配合正规的治疗，是可以得到很好的控制的。冠心病支架植入术后病人完全可以像普通人那样生活，当然这离不开药物及健康生活方式的辅助，同时，我们更不要忘记中医药这个神奇的宝库。

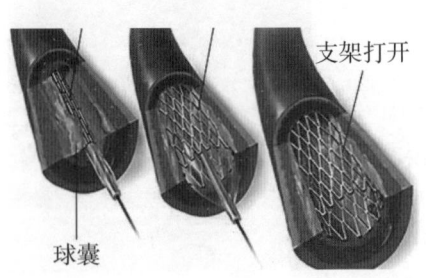

支架打开

球囊

中医认为冠心病属于中医

"胸痹"范畴，《黄帝内经》记载"心病者，胸中痛，胁支满，胁下痛，膺背肩胛间痛，两臂内痛"，医圣张仲景更是概括性地提出胸痹的病因病机为"阳微阴弦"，即上焦阳气不足，下焦阴寒气盛。历代医家及现代中医学者均对胸痹这一常见病做了大量的研究，现在普遍认为胸痹病人的基本病机是气虚血瘀，夹杂其他证型，临床上治疗也是以补气、活血化瘀为主。对于支架植入术后的患者，现代中医学者经过长期大量临床观察，认为术后病人因为手术损伤等因素，气虚血瘀的程度会进一步加重，这也解释了为什么术后病人再发狭窄的几率高达50%以上。

同时这也是中医介入治疗冠心病支架植入术的一个契点，其实在日常生活中也可以做到改善术后病人再发狭窄的几率，下面我们介绍两种适合在目前气候下经常食用的食疗方供大家参考。

1. 瓜蒌蝎子炖鸡肉

原料：瓜蒌皮20克，薤白15克，活蝎子7只，黄芪30克，鸡胸肉150克，陈皮10克，生姜数片，红枣10克。

制作方法：将蝎子放入盐水中约半小时，令其吐出肚中泥沙及去毒，洗净其他原材料，下清水约2 000毫升文武火炖约1小时后放入蝎子，再小火慢炖1小时即可。

按：本品有淡淡的药材清香味，瓜蒌薤白是经典的胸痹用药，可以宽胸理气，对于时常有胸闷症状的病人最适合不过，同时用蝎子活血祛瘀，黄芪补气，陈皮行气，鸡胸肉除补益气血外，还具有以形补形的含义，在目前天气变冷的季节，时常食用，可以有效防止冠心病的复发。

2. 薤白田七羊肉汤

原料：薤白15克，瓜蒌15克，田七30克，羊肉200克，陈皮10克，米酒适量，生姜数片。

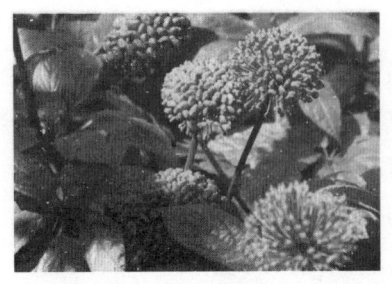

制作方法：将原料洗净后用1 500毫升清水小火慢炖2小时，下米酒，再炖1小时，喜欢喝酒的患者可以稍多加米酒，但不可超过150克。

按：名老中医胡源民治疗胸痹最为推崇三种药物，就是瓜蒌、薤白、田七，认为这是胸痹患者的救命灵药，食用以这三种药物为主体的食疗汤，可以有效降低冠心病的再发，同时，羊肉性温，在寒冷天时食用更可以帮助温通心阳，加入米酒除了帮助药力发散之外，还可以去除羊肉的膻味。

（二十六）田七：心血管疾病的克星

逐渐步入秋天，又是一年中天气变化最大的一个季节，也是许多慢性疾病急性发作频繁的季节，特别是心血管疾病，例如高血压、冠心病等如调摄不当每每会较前加重。预防和治疗心血管疾病，田七是功效显著，人们评价较高的中药材之一。

田七又名三七、人参三七、金不换，《本草汇言》记载："三七味甘微苦，性平，无毒。"《玉揪药解》云："三七和营止血，通脉行瘀，行瘀血而敛新血。"现代药理已明确表明田七具有止血、抗血栓、促进造血、降压、抗心肌缺血、抗心律失常、抗脑缺血等作用，下面我们简单介绍两种以田七为主的预防与辅助治疗心血管疾病的食疗方。

1. 人参田七粉

原料：田七70克，生晒参30克。

制作方法：两药研磨成粉，每日1次，约10克以开水200毫升泡服，可适量加入蜂蜜调服，效果更佳。

按：民间言田七生打熟补，以生田七泡服通脉行瘀，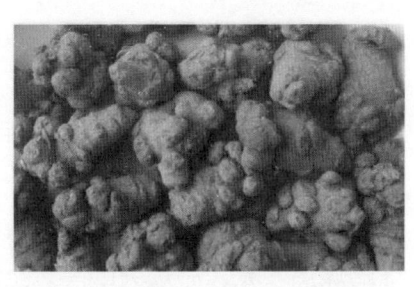生晒参补益心气，两者同用可起预防与辅助治疗各种心血管疾病，对于病情较重者可加倍服用；蜂蜜调服可使其补而不燥，适合四季长期服用。

2. 田七蝎子瘦肉汤

原料：田七30克，生蝎子50克，夏枯草15克，瘦肉400克，生姜4片。

制作方法：蝎子用开水烫，排清尿液，洗净；各药材洗净；猪瘦肉洗净，切块。一起与生姜放进瓦煲内，加入清水2 500毫升，文武火煲约2小时，调入适量食盐便可。

按：该汤除对心血管疾病有明显辅助治疗作用外，更具有补益身体的功效，适合体弱多病者食用，但需注意适量进食，以防虚不受补。

（二十七）百合：初秋润肺止咳的首选

立秋过后，广东的天气依旧如同酷暑，但是，空气在呼吸间似乎凉爽了些许，初秋里炎夏的余威眷恋着大地，与秋燥相争便形成了人们所说的"秋老虎"。此时，预防呼吸道疾病也成了每个家庭关注的焦点。

对于预防呼吸道疾病的发病，除现代医学所言提高免疫力，中医有其独特的观点及神奇的效果。中医认为秋燥主气，首先犯肺，肺阴不足则可见干咳频频、皮肤干燥、大便秘结等，治疗以润肺固金为原则，代表药物便是百合。

百合味甘，性微寒。归心、肺经。《本草纲目拾遗》曰百合："清痰火，补虚损。"具有养阴润肺，清心安神，主治肺阴虚的燥热咳嗽，心烦失眠等。全国名老中医焦树德喜用百合，认为其味甘性平，常用其敛阴润肺和清心安神。现在介绍两种以百合作为原材料的食疗方以飨读者。

1. 百合止咳羹

原料：鲜百合200克，银耳50克，莲子50克，冰糖适量。

制作方法：各材料洗净，银耳泡发后切成小块，莲子加水1 000毫升（约4碗）中小火先煲至约700毫升，加入百合、银耳，继续小火煲约半小时，根据个人口味加入适量冰糖，即可食用。

按语：该羹可滋阴清热、润肺止咳，对于初秋季节出现干咳、咽干喉痛、大便秘结等症状者效果明显；因其含糖量高，睡前不宜食用，以免增加血液黏稠度，另外体质虚寒者、外感风寒者不宜食用。

2. 百合沙律

原料：鲜百合400克，鸭梨1只，草莓200克，沙律酱适量。

制作方法：洗净，百合沸水焯半分钟，鸭梨、草莓切成小块，与百合一道和沙律酱混合搅匀即可。

按：百合沙律可润肺止咳，风味十足，容易为大家特别是儿童接受。

(二十八)秋季药食两用之佳品——佛手

佛手为芸香科植物佛手的果实,我国南方各省区多栽培于庭园或果园中,其中浙江金华佛手最为著名,被称为"果中之仙品,世上之奇卉"。佛手全身都是宝,其根、茎、叶、花、果均

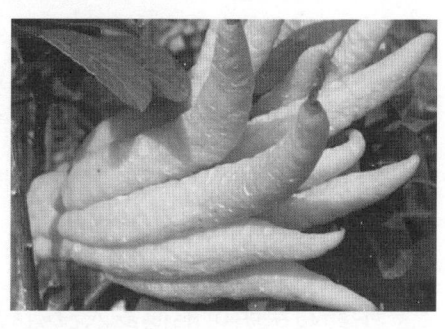

可入药,果实辛、苦、温,清香浓郁,入肝、脾、胃、肺经,有理气化痰、止咳消胀、舒肝健脾和胃等多种药用功能,且药性平和、芳香开胃,为药食两用之佳品。

《本草纲目》曰:"煮酒饮,治痰气咳嗽。煎汤,治心下气痛"。现代药理表明本品煎剂有祛痰、平喘、抗过敏作用,并能显著增加冠脉流量和提高耐缺氧能力,改善心肌缺血,预防心律失常;尚有催眠、镇痛、抗惊厥作用。步入秋季后,日夜温差的加大使得心血管事件的发生率越来越多见,现介绍一种以佛手为主预防心血管事件发生的食疗方。

原料:鲜佛手30克,薏苡仁30克,白酒100克,猪脊骨250克。

制作方法:猪脊骨砍块,过沸水除去油脂,加水1 500毫升与薏苡仁同煮约1小时,加入佛手、白酒,再煮半小时,食用时稍加精盐,以不觉咸味为宜。

按:酒可通血脉、御寒气,醒脾温中,不喜白酒者可用葡萄酒代替。现代药理研究表明薏苡仁有降血糖、血钙、血压作用,

民谣道:"薏米胜过灵芝草,药用营养价值高,常吃可以延年寿,返老还童立功劳。"该食疗方可有效地降低心血管相关症状的发作次数,特别是高血压的病人,中医认为高血压病位在肝,肝在五行中属木,秋季在五行中属金,金克木,所以秋季高血压病人头晕的发作次数会明显增多,预防和治疗的方法之一就是疏肝理气,而疏肝理气的药食佳品当首推佛手。

(二十九)石决明:不单单是清肝明目那么简单

中药石决明可能很多人没听过,但是讲到鲍鱼壳相信大家都知道,石决明就是鲍鱼壳。石决明既往是作为一种名贵中药入药,随着鲍鱼养殖业的发展,石决明不再难得,也逐渐成为沿海百姓日常保健食疗用药。

石决明在《名医别录》中列为上品,《本草备要》称其:"泻风热,明目。"《本经疏证》曰:"石决明之粗皮外蒙,正如痰火之隔蔽,去粗皮而光耀焕发正,如精明之遂得上朝。"一直以来,石决明都作为祛痰火,清肝明目的要药。现代中医研究表明石决明具有降脂、降压、降糖、护胃、护肝等多种疗效,且药味平和,十分适合日常食疗保健。下面我们介绍两个食疗方供大家参考。

1. 石决明糖水

原料:石决明50克,大枣5枚,黄糖200克,水适量。

制作方法:石决明洗净加水,文武火先煎1小时,下大枣、黄糖,再煮20分钟即可。

按：石决明糖水是沿海鲍鱼产区最常用于清肝明目的食疗方，制作简单，疗效显著，糖尿病患者可去黄糖，加入少量食盐调味。

2. 石决明枸杞煲瘦肉

原料：石决明50克，枸杞子30克，山药30克，生姜2片，茵陈10克，瘦肉250克。

制作方法：洗净原料，加水先煮石决明半小时，再加入其他原料，慢火煲1小时，下盐调味即可。

按：该汤对于预防及辅助治疗高血压、高脂血症、糖尿病等均有较好效果，枸杞子具有很好的补肝血功效，山药有改善糖尿病症状、降血糖作用，加上茵陈助清热，特别适合广东人家家常食用。

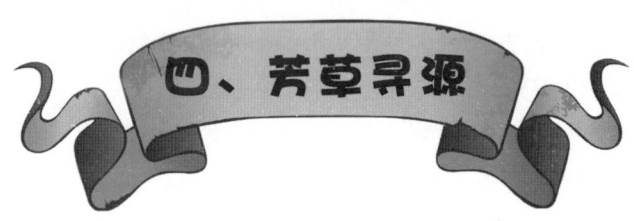

四、芳草寻源

香港亚洲电视拍摄的"芳草寻源"系列节目主要介绍原生态中草药,同时介绍祖国各地的人文和风土人情。今年四月,我有幸作为香港亚洲电视该节目的中医药顾问,并在外景地的拍摄中与香港著名影视艺人共同担任主持,走遍八闽大地,深入细致地了解当地丰富多彩的中草药,收获颇丰。

(一)走近闽东畲族"青草医"

福建省闽东宁德市霞浦县是畲族人较为聚集之地。我们走访了霞浦县南溪镇,这里的白露坑村是宁德市畲族文化重点村。我们来到了半月里村畲族医生雷国胜家。据雷医生介绍,畲族有四大姓——雷、蓝、钟、盘。他们的医药是没有文字记录的,从古到今都是口口相传。畲族人把传统的畲医药称为"青草医",对有威望的畲族医生叫"青草仙",雷医生就是当地的一位"青草仙"。

雷医生家所住的房屋据说是清朝雍正二年修建的，到如今已是十代相传，算来这座屋子已经有300年的历史了。这座传统的畲族建筑，冬暖夏凉，法乎自然。庭院里种有臭树，据说可以驱邪除秽气，说是臭，我们采摘下茎叶来一闻，却是一股淡淡的腥味和香味。地上种植有各种畲族草药植物，都是从山里移种到家里的，有甘草和一些其他植物。畲族的甘草不同于我们中药中用于调和诸药的甘草，而是单用来祛风湿，治疗消化道疾病的。其他一些植物则是用来治疗毒蛇咬伤等的。在庭院后的高大的潮湿的石头垒墙上，垂悬丛生着一株株"长生不老草"，据说可以强身健体，祛风湿，也用于筋骨损伤，草株碾汁后外敷可以消炎、收敛生肌。

雷医生家已是十代行医了，到如今儿子也继承了他的医术，他的儿子刚从卫校毕业，不过雷医生的下一代除了跟他学习畲族草药的传统，也学中医和西医了。在古老的传统畲族建筑旁，雷医生家另外修建了一幢供居住的水泥楼，旧的建筑则专门用来贮放从山上采摘来的各种畲药。他向我们一一展示了用于不同治疗作用的药物，例如治疗胃痛、腹泻的金葫芦，治疗关节疼痛的路路通。雷医生讲，居住在这里的民众，最常见的两种疾病是感冒和肠胃疾病。由于这里邻近海边，所以风湿病，关节痛也很常见。畲医善用单味药治病，很少像中医药那样多用复方治疗的。他端出一碗淡黄的米酒给我们品尝，是用32种从附近山上新鲜采摘的草药熬汁后加入糯米中酿成的，有保健和祛风湿的作用。据说这32中草药的配方也是祖上传下来的，各村都这样配制，但各村配方略有不同的。还有带紫色的糯米米饭，其制法和功效也差不多。

雷医生带着我们去了附近的猪头山上采摘草药，我们站在村头远远望去,这座山确实很像猪头的。畲族草药可以说是路边、田间、地头、山脚俯拾皆是。一出村口,在水泥路边,雷医生采下一棵草告诉我们说是荔枝草,药用全草,鲜用或晒干备用,感冒发热咳嗽可以用来煎水服用,乳腺炎可以碾汁和番薯叶捣烂后外敷,如果生背疮,可以用来炖酒服用,渣汁敷患处,已溃烂的也可用五倍子研末与熟米饭和匀,外敷患处,有拔脓生肌之效。在田埂间,他指着一棵植物告诉我们那是鸡矢藤,煎汤内服可以治疗急慢性阑尾炎,生痤疮可以水煎汤洗患处,痛疽肿毒也可用其干根水煎服,另取鲜根捣烂外敷。

在山上,我们见到了一棵路路通树,雷医生告诉我们这棵树当地叫红叶树或槟树,据说有200多年的历史了,它的叶、根、果实都可以入药。雷家几代人都从这棵树上取药,每年七八月份果实成熟自然落下时,每棵树可以用他随身带来的藤筐收获50筐左右,差的年份也可以收获20筐。

畲族素有盘歌、对歌的传统习俗,这种以歌代说,以歌当哭,以歌传情,以歌达意,贯通整个生活的行为,霞浦畲民贴切的称之为"歌言"。歌言是畲族人民的口头文学,是畲族文化的重要组成部分,畲族只有口头语言并无文字,常借汉人把畲语音韵记入手抄歌本。旧社会,畲民受教育机会不多,便把学歌、唱歌作为一种重要的文化生活,也每每向往能成为一名出色的歌手。所以20世纪60年代之前,民歌的普及率较高,常以歌代言,沟通情感,以歌论事,扬善抑恶,以歌传知,斗睿斗智,形成一套上山劳动,接待来客,婚丧喜事的对歌习俗。而传统的畲族医药也是一样没有文字记载,一代一代吟唱相传。雷医生一边带着我们在山上采药,一边用手扶住挑在肩上的扁担用畲族的山歌唱起了他家相传的畲药歌:

> 槟树生子路路通，
> 男女生病居有功；
> 筋痛气胀用居食，
> 月经闭到用居通。

畲医草药中对于路路通的特效其实跟中药差不多，但雷医生说在畲医药方中，其功效还有治疗皮肤病和妇科病的作用。唱到栀子：

> 栀子生子皮黄黄，
> 肝热退黄居还去；
> 心火内病居还好，
> 上膈下膈居还妨。

这里的"居"就是它的意思，"还"有会、能够、可以的意思。唱到金银花，他是这样唱的：

> 清凉解毒金银花，
> 柴胡荆芥夏天有；
> 热感要用快伴草，
> 寒感要用桂荷加。

山歌旋律非常优美，歌里包含了药物的采集、炮制、性味和功效等。一代一代，畲族人民就是用这种歌诀的方式把珍贵的畲医相传下来。

（二）东吾洋上石决明

福建省闽东宁德市霞浦县是畲族人较为聚集之地，上午我们走访了霞浦县南溪镇半月里村畲族"青草医"。下午我们去了台江村台江渡口，从这里坐船去东吾洋的内海鲍鱼养殖渔排拍摄石决明，再往外走便是东海，此去台湾仅半小时海上行程。这里便

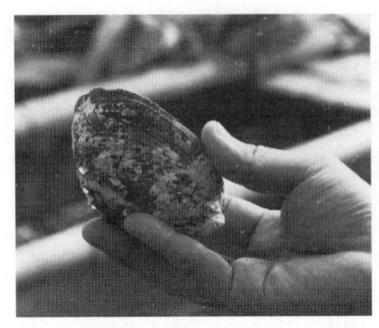

是福建最长的海岸线,500多种海产品,其中就有鲍鱼,而鲍鱼的壳就是我们今天要拍摄的重点——石决明。沿途我们见到了声势浩大的鲍鱼养殖渔排和连绵不绝的海带阵,海带便是用来喂养鲍鱼的。

石决明为鲍科动物杂色鲍(*Haliotis dibersicolor Reeve*)或皱纹盘鲍(H. *gigantean discus Reeve*)等的贝壳,《名医别录》列为上品。鲍鱼一般栖息在潮间带及低潮线附近,以腹足吸附在岩石下或岩石缝间。鲍鱼在自然海区一般栖息于海水透明度大、盐度高、水流畅通、海藻丛生的岩礁地带,夜间四处觅食。雌雄异体,体外受精,繁殖期通常在6~9月,因地区和种类而异。

一般夏秋捕获,捕获时要迅速,趁其不备时用铲将其自岩石上迅速铲下,剥除肉为副食品,洗净贝壳,除去壳外附着的杂质后晒干,打碎生用或煅用。

石决明《医学衷中参西录》载:"味微咸,性微凉,为凉肝、镇肝之要药。"可清热平肝、明目去翳,用于治疗肝阳上亢的头目眩晕,也可治疗目赤肿痛、翳膜遮睛、视物昏糊等症。

在慈禧太后的脉案中有沐浴方,其组成是谷精草一两二钱,茵陈一两二钱,石决明一两二钱,桑枝一两二钱,白菊花一两二钱,木瓜一两二钱,桑叶一两五钱,青皮一两五钱。此方以清风热、清头目、利湿热为主,沐浴可防治皮肤病。可做成天麻石决明猪脑汤平肝潜阳,治疗肝阳上亢头痛头晕、心烦易怒、睡眠不宁等症。原料为:猪脑1个,天麻10克,石决明15克。将以上3味同放锅中,加水适量,文火烧1小时,炖成厚羹捞去天麻、石决明即可。

民间也有做石决明粥以平肝潜阳、清热明目，用于高血压患者目赤翳障、青盲雀目、视物模糊等。原料：煅石决明30克，粳米100克。将煅石决明打碎入沙锅中，加水200毫升，猛火先煎1小时，去渣取汁，加如粳米，再加水600毫升，煮为稀粥服用。

用药禁忌：脾胃虚寒者慎服，消化不良、胃酸缺乏者禁服。

（三）山上的植物海金沙

第二天，半月里村畲族医生，当地一位有名的"青草仙"雷国胜将带我们去山上采药。

畲族草药可以说是路边、田间、地头、山脚俯拾皆是。上得山来，我们在上山的羊肠小道边找到了海金沙，它正攀缘在一丛竹林的茎上，细长的身躯张开翠绿的叶子迎着阳光。

明明是山上的植物，为什么要用海来命名呢？大家觉得好奇怪。其实，它的命名和它的孢子外形有关，《本草纲目》记载："色黄如细沙也，谓之海者，神异之也。"海金沙一般生长于阴湿的山坡或路边的灌木丛中。

海金沙为多年生攀援蕨类植物海金沙 [*Lygodium japonicum* （Thunb.）Sw.] 的成熟孢子。秋季孢子未脱落时采割藤叶，过早过迟均易脱落。一般选晴天清晨露水未干时，割下茎叶，放在衬有纸张或布的筐内，于避风处晒干，用手搓揉、抖动，使叶背的孢子脱落，再用细筛筛去茎叶，生用入药。

海金沙性甘寒，归膀胱、小肠经，有利水通淋的作用，常与滑石、石苇、车前子合用治疗热淋、砂淋、血淋、膏淋等证。正如《本草纲目》所载："治湿热肿满，小便热淋，膏淋，血淋，

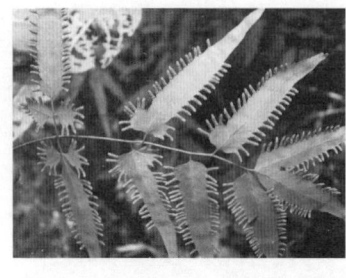

石淋茎痛,解热毒气。"

海金沙还有民间一些验方,如:

(1)用海金沙茎、叶烧灰存性研末,用麻油调涂患处可以治疗烫火伤。

(2)海金沙藤根30克,用水煎服可治疗流行性腮腺炎。

(3)海金沙藤30克,加大青叶15克,水煎服可治疗上呼吸道感染、扁桃腺炎、肺炎、支气管炎等症。

(4)鲜海金沙茎叶30克,捣汁,冷开水兑服可治疗热淋。

(5)海金沙根20~30克,黄酒、水各半煎服,暖睡取汗,或用鲜海金沙茎叶、鲜犁头草各等份,捣烂外敷可治疗乳腺炎。

现代药理研究也显示,海金沙除了具有利尿通淋的作用,还对多种致病杆菌、球菌有抑制作用,而以海金沙、车前子为主要利尿通淋药物具有明显抗炎镇痛作用,对泌尿系统结石有良好的治疗效果。

(四)"天生天养"话牡蛎

牡蛎为牡蛎科动物长牡蛎(*Ostrea gigas* Thunb.)和大连湾牡蛎(*O. rivularis* Gould)等的贝壳。牡蛎生长在温、热带海洋中,以法国沿海所产最为有名。牡蛎(Oyster)在英文中是指沉默寡言的人,最好的牡蛎总是将口闭得紧紧的。牡蛎的种类很多,据统计,全世界已发现的就有100多种,我国从东北至海南岛沿海均有分布,约有20种。河口内湾还有人工养殖,故牡蛎又有人工养殖和天然养殖之分。我国养殖牡蛎已有很悠久的历史,在宋代人们不仅知道食用牡蛎肉,而且沿海渔民已经在海滩上进行天生天养的"插竹养蚝"了。

牡蛎的收获是有季节性的，即冬、春两季。所以西方有句俗语说："不带R的月份不吃牡蛎。"即指英文的5~8月不吃牡蛎。因为这一期间，牡蛎进入成熟期，牡蛎体内的营养成分几乎消耗殆尽，故口味不佳，而且成熟后的牡蛎生殖巢内还容易积聚毒素。到了9月以后，牡蛎完成了产卵，为了恢复身体专心进食，体质日益肥美，并贮存了大量的营养成分。从10月开始到次年的3月，糖原达到高峰，所以滋味鲜美。

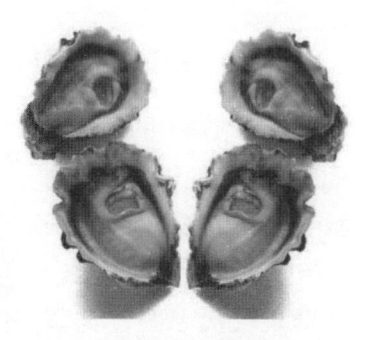

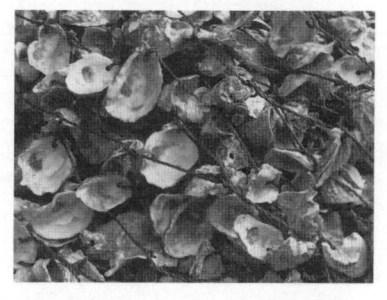

采收的时候，将牡蛎捞起，开壳去肉，取壳洗净，晒干，碾碎作药生用，或将洗净的牡蛎壳置于无烟炉火上煅至灰白色，取出放凉，碾碎作煅牡蛎药用。牡蛎性咸微寒，归肝、肾经。具有平肝潜阳，软坚散结，收敛固涩的功效。正如《神农本草经》载："久服，强骨节，杀邪气，延年。"又如《本草纲目》所记载："化痰软坚，清热除湿，止心脾气痛，痢下赤白浊，消疝瘕积块，瘿疾结核。"故牡蛎常用于惊悸失眠，眩晕耳鸣，瘰疬痰核，癥瘕痞块，自汗盗汗，遗精崩带，胃痛泛酸等症。

牡蛎的养生作用则具有滋补强壮，润肺补肾，宁心安神，益智健脑，养胃生津，强筋健骨，细肤美颜和延年益寿等作用。

(五）董奉草堂杏林春

福州市辖下的长乐市是一个颇具现代化气息的城市，市容整洁繁华。长乐市郊有一个董奉草堂。董奉是汉代名医，与华佗、张仲景并称"建安三神医"。杏林春暖的动人传说就来源于他。

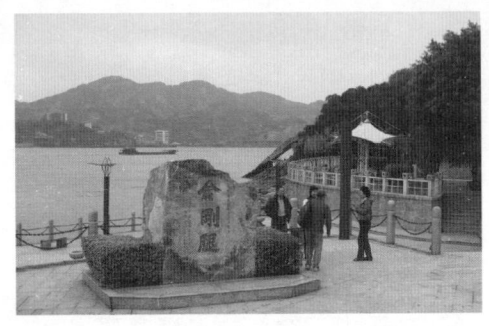

我在草堂里看见一副对联：

　　苁蓉处世郁李仁敢不细辛
　　厚朴待人使君子常存远志

还有一条对联是：

　　何愁架上药生尘
　　但愿世间人无病

董奉是今天长乐市古槐镇龙田村人，他天资聪颖，勤奋好学，精研民间医术，广集医家诸派之长，更善于用杏树的根、茎、叶、花、果、仁等配制各种药丸、汤剂，悬壶济世，救死扶伤，先后在家乡福山和江西庐山等地修道炼丹，行医施药。

董奉医术高明，治病分文不取，被治愈者看到董奉爱杏如命，也到董奉杏林中种植杏树，病轻者种上1株，病重者则种上5株以表心愿，久而久之，竟形成了一种被董奉治愈后种植杏树的习俗。"轻者种1株，重者种5株"成为乡规民约，且与董奉的名声一道，越传越远。

杏树的价值,正是因董奉慧眼而造福人类。杏原产于我国,已有3 000多年的历史。杏树春可观花,夏可食果,深受人们喜爱。目前我国约有1 500种,杏树花、叶、枝、果、仁、根、皮均可入药,疗效奇特,医药界更将杏树列为40种抗癌植物之首。自"杏林始祖"起,杏林更被赋予了"施药济贫,淡泊名利,奉献博爱"的精神内涵。

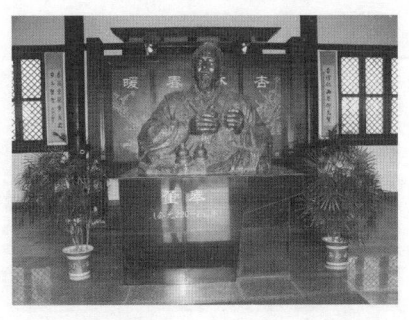

(六)青梅煮酒话乌梅

闽中永泰县是著名的"中国李乡",这里除了盛产李子外也盛产青梅。

新鲜的青梅和令人垂涎欲滴的蜜饯都是市面上经常可以见到买到的,青梅经过蜜制后就成为蜜饯,有部分青梅成熟后就被送到酒厂加工制成青梅酒,食用青梅、蜜饯或者饮用青梅酒对身体都有很多好处。沿途我们就来到了一家青梅酒厂,老板拿出青梅酒给我们品尝,略一试唇,清凛酸爽,口舌生津,当地人告诉我们,这里素有"北山楂,南青梅"之说,山楂、乌梅均是助消化的。老板介绍,待"五一"前后青梅成熟后,将青梅与米一起烧加盐水浸泡3个月,等有效成分出来了,通过机械方法将果肉压榨出后过滤,一共3次,然后50千克滤液中加7.5千克白糖或者冰糖,再作些后期处理就成了青梅酒。

我们到了城峰镇太原村,站在青梅园高坡上,眼前是一望无际青翠的梅树。村民告诉我们,太原村有"中国青梅第一村"的

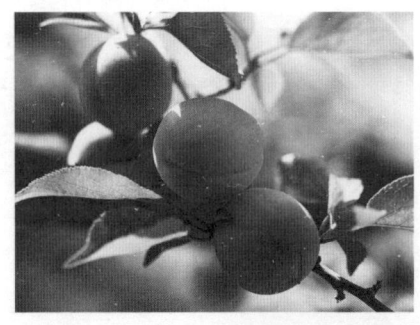

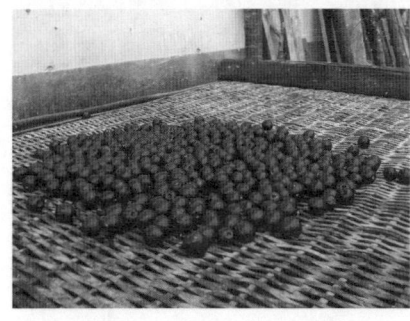

美名,当3月份开花之际,这里满山遍野的青梅树开满是如雪如海的梅花。青梅树果期是1年1次,一棵成熟的果树产量达100多千克。太原村的青梅与其他地方不同的是,这里的青梅酸度高、多汁、果肉丰富,而且产量大。当地老百姓除了用青梅制成乌梅作药用外,还会用它们做蜜饯和青梅酒,用不完的就用木柴烘干成青梅干贮存起来家用,喝完酒吃罢宴席,最后端上来的就是一碗用青梅干煎成的酸梅汤,用来解酒。夏天出汗多,含几颗梅干可以解暑生津。有时肠胃不舒服,当地人也拿几粒青梅干煮汤,喝下去就没事了。据说,日本人最喜欢青梅的了,这里的青梅很大部分都是出口到日本的。

　　随后我们开车来到了天门山的溪阳村,据向导介绍,这里家家户户都以家庭作坊式的方式加工熏制乌梅。当地村民告诉我们,民间传统的制作方法已经有400多年的历史了。有位村民指着远处对面的山上告诉我们,他的父辈在民国二十几年就在天门山里有这样的作坊了。每一次熏烤一般为200千克左右,先是用本地山上的杂树硬木烧后的木炭粉与青梅搅拌均匀,再用炭火熏烤,连续5天5夜就成了药用的乌梅。

　　乌梅为蔷薇科落叶乔木植物*Prunus mume*（Sieb.）Sieb. et Zucc. 的未成熟果实（青梅）的加工熏制品。性酸平,归肝、脾、肺、大肠经。其主要功效是敛肺、涩肠、生津、安蛔。《本草纲目》载："敛肺涩肠，止久嗽泻痢……蛔厥吐利。"

除了这些功效外，民间还用乌梅来治疗好多疾病，例如：

（1）用乌梅1个洗净后含服，将津液慢慢下咽，每日2次可以治疗急慢性咽喉炎。

（2）乌梅15克煎汤代茶饮，可有很好的生津止渴的作用，因此可以治疗糖尿病。

（3）乌梅200克煮烂去核，文火收膏，加适量盐、醋调成稀糊，涂于患处，每日1次可以治疗鸡眼、疣等。

（4）乌梅烧灰存性，研末，以茶油调敷可以治疗溃疡，用麻油调涂治小儿头疮，用醋糊丸如梧桐子大小，每以酒送服40丸可治尿血。

（5）乌梅肉加适量醋研烂，或用乌梅2份，凡士林1份，制成乌梅膏外敷，每日上药1次可治疗皮肤溃疡。

（6）乌梅2个浸于温水中，约5分钟后饮用可解酒。

（七）"兴化桂元甲天下"

今天拍摄龙眼，我们早上去了莆田市涵江区的江口镇。龙眼树是5、6月开花，中秋节前后结果，我们来的时候，只是在路的两边见到成片的龙眼树林。莆田龙眼栽培历史悠久，始于汉代，距今2 000多年。据左太冲《蜀都赋》记："旁挺龙目，侧生荔枝。龙眼唯闽中及南粤有之。"莆田市位于东海之滨、台湾海峡西岸，日照充足，雨量适中，日夜温差大，更有木兰溪两岸气候温和，土质适宜，自然条件得天独厚，故极宜种植龙眼等亚热带珍贵果树，其中龙眼、枇杷、荔枝、蜜柚是莆田市传统的四大名

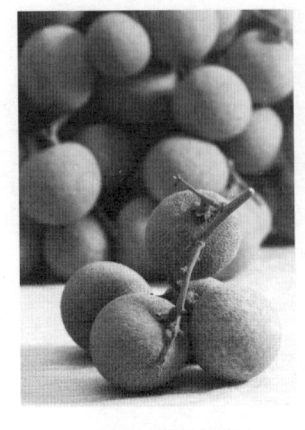

果,历来驰名海内外,尤以龙眼为佳,素有"兴化桂元甲天下"之美誉。明代宋钰《桂圆诗》有详尽描写:"圆若骊珠,赤如金丸,肉似玻璃,核如黑漆,补精益髓,蠲渴扶肌,美颜色、润肌肤,多种功效,不可枚乘。"

站在路边遥望远处,真是风景优美,翠绿的远山、池塘,还有连绵不断的龙眼树尽收眼底。

龙眼树可以说浑身是宝,它的材质坚硬,色泽红润,有斑纹,可作家具、造船、雕刻等材料。根干可提取栲胶,为工业之用料。龙眼除部分作鲜果食用外,其果实可加工成龙眼膏、龙眼酒、龙眼罐头、龙眼饮料,尤其是焙制成中药材中非常重要的龙眼干。

龙眼肉是无患子科常绿乔木龙眼树 $Euphoria\ longan$ (Lour.) Steud.的成熟果肉。于初秋果实成熟时采摘,进行烘干或晒干,焙制龙眼干时,先把采摘来的龙眼逐个剪粒,然后装在大箩筐里,放在大水桶浸泡十几分钟,捞起晾干,倒进竹制双头弯的大筐里,掺些细沙,来回轻轻地摇晃200来下,使龙眼外壳经互相摩擦而产生变化,呈现褐黄的颜色。待半小时后,再把桂圆放在焙灶上铺平,用温火经过24小时3次翻焙,即制成桂圆干。由于一次性不可能把龙眼核焙干,所以要把刚焙制的桂圆干放置在干燥处,让外壳把核里的水分吸出来,五六天后再焙1次,存贮备用。

龙眼肉性甘温,归心、脾经。具有补心脾、益气血的功效,正如《本草纲目》载,能治"五脏邪气,安志厌食。除蛊毒。去三虫。久服强魂聪明,轻身不老,通神明,开胃益脾,补虚长智"。除此之外，民间也有众多验方和食疗方以龙眼干为原料。

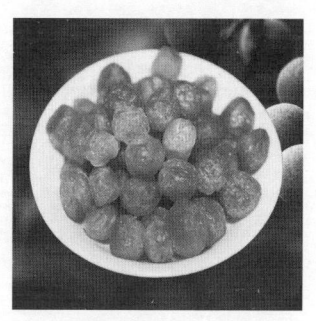

1. 治疗失眠

龙眼肉10克，莲子50克，大枣20枚，水煎后加糖少许食用；或龙眼肉10克，酸枣仁10克，五味子5克，大枣10枚，水煎代茶饮；或龙眼肉200克，核桃仁100克，西洋参薄片10克，大枣肉200克，蜂蜜50克，熬煮至烂熟后制膏，每日早中晚各服1汤匙。也可用莲子50克，龙眼肉30克，瘦肉200克，调料少许，炖煮1小时，吃肉喝汤。

2. 治疗酒渣鼻

罗汉果、银耳、党参、山药、龙眼肉、莲子、红枣各10克，瘦猪肉50～100克，水煎晚上临睡前顿服。

3. 治疗狐臭

龙眼肉6枚，胡椒14枚，共研，遇汗出即以之外擦。

4. 小米龙眼粥

将龙眼肉30克与小米50～100克煮成粥，待粥熟，入红糖空腹服食。有补血养心，安神益智，用于心脾虚损、气血不足、失眠健忘、惊悸等症。

5. 治疗白内障

枸杞子20克，龙眼肉20枚，水煎煮服食，连续服用能益精养血、滋补明目，用于老年性白内障、视力减退等病症。组成：莲子30克，龙眼肉30克。

6. 治疗阳痿

莲子、龙眼肉分别洗净，置锅中，加清水500毫升，急火煮开3分钟，改文火煨炖30分钟，分次食用。

7. 治疗脱发

生芝麻40~100克与淘米水2 500~3 500克共煎至刚沸腾,稍冷却,隔天洗发1次,待头发干后1小时再用清水冲洗。同时以龙眼肉20克,人参6克,枸杞子15克,瘦猪肉150克炖汤。先将猪肉洗净切块,龙眼肉、枸杞子洗净,人参浸润后切薄片,全部用料共放炖盅内,加水适量,以文火隔水炖至肉熟,每日1次食用,尤其对产后脱发有效。

(八)枇杷满城报春来

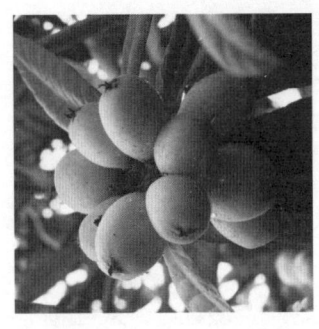

枇杷,《本草纲目》释:"其叶形似琵琶故名。"由于每年冬天开花结果,翌年四五月成熟,故枇杷又被《本草纲目》称为"报春果"。

枇杷乃是莆田四大名果之一,我们到达莆田的时候,正是枇杷上市的时节,所到之处,满山满城到处是橘黄的枇杷。莆田枇杷之种植,起于何时,尚欠明文记载。但在宋代赵彦励编撰的《莆田县志》中载"枇杷夏初成熟,色黄味酸"。说明至少宋时,莆田已有枇杷了。"莆田枇杷黄似橘,年年新果第一批。"目前莆田枇杷种植面积已占全国1/4,莆田枇杷以其优良的品质名扬四方。

枇杷除鲜食外,还可制成罐头、枇杷果汁、枇杷酒、枇杷膏等。其性平润,果肉含有糖类、酒石酸、苹果酸、柠檬酸、鞣质以及多种维生素,并可入药。据《本草纲目》载:实能"止渴下气,利肺气,并止吐逆,主上焦热、润五脏"。叶"气薄味厚,阳中之阴，治肺胃之病，大都取其下气之功耳。气下则火降痰顺，而逆者不逆，呕者不呕，渴者不渴，咳者不咳。"花治"头风、鼻流清涕"。皮能"止吐逆不下食"。

临床上我们常用的枇杷叶，为蔷薇科常绿乔木植物枇杷 *Eriobotrya japonica*（Thunb.） Linfl.的叶。据李时珍《本草纲目》说：它"正渴下气，利肺气，止吐逆，主上焦热，润五脏"。又载："枇杷叶，治肺胃之病，大都取其下气之功耳。"主要产于长江流域及南部各省。春末夏初采收壮实的叶片，晒干，刷去绒毛，洗净切碎，生用或蜜炙用。

枇杷叶性苦平，归肺胃经。具有化痰止咳，和胃降逆的功效，常用于肺热痰嗽，阴虚劳嗽，咳血以及胃热呕哕等症。另外，民间也有许多验方和食疗方常用到枇杷叶。

（1）新鲜枇杷叶30克，佛耳草、焊菜各12克，橘皮6克，水煎服，可治疗急性或慢性支气管炎所致咳嗽气喘。

（2）枇杷叶15克（鲜品60克），粳米100克，冰糖少许，先将枇杷叶用布包入水中煎，取浓汁去渣，或将新鲜枇杷叶刷净叶背面的绒毛，切细后煎汁去渣，入粳米煮粥，粥成后入冰糖少许，佐餐服用，可治疗热性咳嗽、咳脓痰与咳血者。

（3）枇杷叶20克，陈皮25克，炙甘草15克，生姜3片，水煎服，每日2次，可以治疗胃癌哕逆不止，咳嗽、自汗等症。

（4）枇杷叶煎汤，洗擦患部，每日2～3次，可用于夏令痱疹、热疖、颜面粉刺、面疱等。

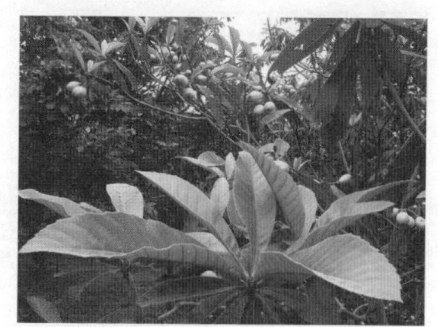

（5）枇杷叶5片，土牛膝

9克，水煎服可用于回乳时乳房胀痛，用此法退乳，且不影响以后生育时的乳汁分泌。

（6）水煎枇杷叶15克连服3天可预防流行性感冒。

（7）枇杷根60克，水煎服可治疗糖尿病。

（8）枇杷根120克，水煎加入红糖适量，温服，每日1次可治疗黄疸。

但请注意，枇杷的果实、果核、嫩叶均供药用，但枇杷仁有毒，和杏仁同样不可生食。枇杷叶背面有绒毛，必须刷干净才能使用，否则这些绒毛不仅不能止咳，反而会惹咳。

（九）峭壁上的金樱子

在我们从枇杷林中出来要离开的时候，大家看见山间路边的岩石峭壁上有一丛一丛雪白的花，长在灌木中，向导说那是金樱子花。我们攀上峭壁，只见荆棘丛生，藤蔓伸展之处盛开簇簇洁白的花朵，蜜蜂飞舞，美不胜收。

向导告诉我们，其实金樱子除了可以作药用外，也能生吃。据说早在乾隆己丑、庚寅年间，由于当时农村粮食欠收，许多人都采来用它充饥活命。而且，田间农民在劳动的时候，口渴的时

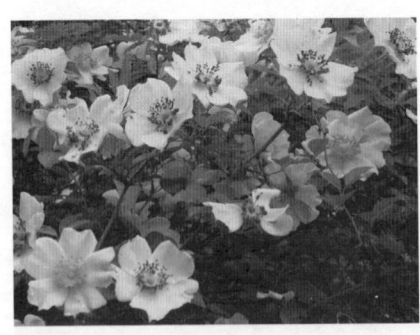

候还用采来的果子解渴。所以至今民间都有用此果泡水，加适量的糖作为饮料，酸、甜适口，还有消食补益的功效。古代也用它泡酒，所得的金樱子酒具有滋补良效，而且美味，沿用至今。

金樱子入药，历史悠久，中国历代本草均有记载，宋朝《嘉祐本草》、《图经本草》、《开宝本草》以及明朝《植物名实图考长编》都提到它味酸，平温无毒，久服令人耐寒轻身，并有益气的功效。

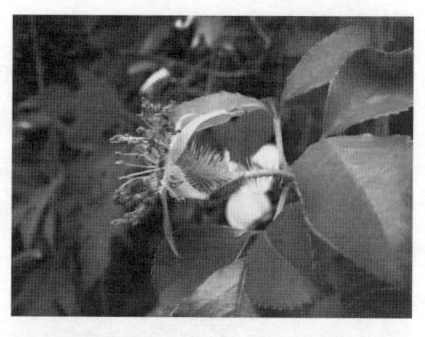

金樱子为蔷薇科常绿攀缘灌木植物金樱子 *Rosa laevigata* Michx. 的成熟的假果或除去瘦果的成熟花托（金樱子肉）。产于福建、广东、四川、云南、湖北等地，一般9~10月果实成熟时采收，擦去刺，剥去核，洗净晒干后即可药用。金樱子性酸、涩、平，归肾、大肠、膀胱经，如《本草备要》所载"酸涩，入脾肺肾三经，固精秘气，治梦泄遗精，泄痢便数"。因此，具有固精缩尿，涩肠止泻作用，常用于滑精、遗尿、尿频；久泻、久痢；白浊、白带；崩漏、脱肛、子宫下垂等症。

1. 治疗早泄

金樱子、仙茅各15克，羊肉500克，共炖熟后，弃药渣，食肉饮汤；或金樱子1 500克，臼中捣碎，加水煎3次，去渣，过滤后再煎，加蜂蜜收膏，天天睡前服1匙，开水冲服；或金樱子、黄芪各30克，牛骨髓100克，同放锅内，加水适量，小火熬成浓液，调味饮用。

2. 治疗遗精

金樱子15克，冰糖60~90克，加水适量，放炖盅内隔水炖1小时，去药渣饮汤；或金樱子30克，鲫鱼250克去脏留鳞，加清水适量煲汤，用油、盐调味，食鱼饮汤。

3. 治疗早泄、梦遗、滑精

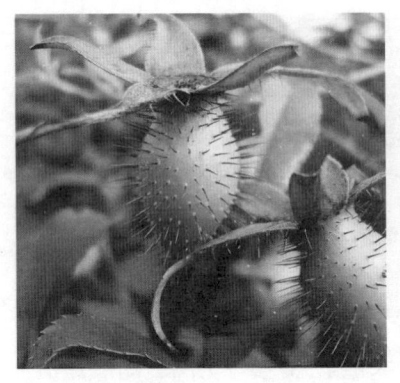

选金樱子1 500克，捣碎金樱子，水煎3次，去渣过滤浓煎，加蜂蜜收膏，每晚睡前1匙开水冲服；或金樱子水煎、弃渣取汁。粳米洗净，放入药汁内煮粥。早晚温热服食。

4. 治疗肾虚阳痿

全当归150克，熟地黄120克，川芎45克，杜仲45克，白茯苓45克，金樱子30克，淫羊藿30克，甘草30克，白酒1 500毫升制成全归酒（上述药共捣成粗末，装布袋、置干净容器中，用酒浸泡闭嘴，1~2周后取出，弃药渣饮之）。每天早晚各1次，每次空腹饮10~20毫升。

5. 治疗小儿遗尿

桑螵蛸10个，山萸肉、益智仁、菟丝子、覆盆子各15克，红糖100克，将上述各味加水500克，煎2次，取汁400克，加红糖溶化装瓶，每服10克，每日3次。

6. 水陆二味粥

将金樱子20克煮汁100毫升，加芡实50克煮粥，放白糖适量，温热服食，每日2次。对小儿肾虚遗尿有显著疗效。

7. 加味金樱子粥

金樱子10~15克，枳壳、棉花根各30克，水煎取浓汁，去渣，同粳米或糯米50~100克煮粥，每日2次，温服，10日为1个疗程。

（十）生生不息的野菜——鱼腥草

如今，久居都市的城里人总喜欢到乡村去寻找一点野趣，吃农家菜必不可少。春天到了，又到了吃野菜的季节。

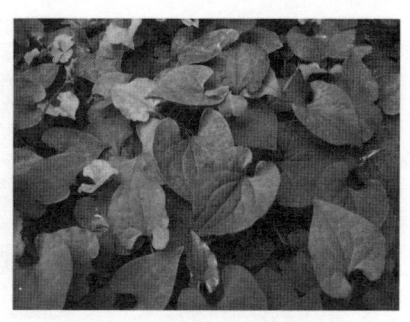

把鱼腥草在地下的茎部洗净切短，拌上烤香的辣椒粉、生姜、芫荽、葱蒜、味精、香料、食醋等就成了一道传统的药食同源的佳肴凉拌侧耳根，侧耳根就是鱼腥草。传说当年越王勾践做了吴王夫差的俘虏，勾践忍辱负重，假意百般讨好夫差，方被放回越国。回国后勾践卧薪尝胆，发誓一定要使越国强大起来。可到了勾践回国的第一年，越国恰好碰上了罕见的荒年，老百姓无粮可吃。为了和国人共渡难关，勾践亲自翻山越岭寻找可以食用的野菜，在三次亲口尝野菜中毒后，勾践终于发现了一种可以食用的野菜。而且这种野菜生长能力特别强，总是割了又长，生生不息，于是，越国上下竟然靠这小小的野菜渡过了难关。这种挽救了越国民众的野菜，因为有鱼腥味，便被勾践命名为鱼腥草。

鱼腥草为三白草科植物蕺菜（*Houttuynia cordata* Thunb.）的全草。分布于长江流域以南各省，夏秋间采集，洗净，晒干备用。

鱼腥草味辛、性微寒，归肺经，具有清热解毒，排脓、利尿的作用，常用于治疗肺痈咳吐脓血，及肺热咳嗽，痰稠；用于热毒疮疡，也可用于热淋等证。如《本草经疏》载："治痰热壅肺，发为肺痈吐脓血之要药。"

该药既可煎汤内服，也可鲜品捣汁外用，或煎汤熏洗。除此之外，还可煮粥，将鱼腥草水煎取汁煮粥，或是等粥快熟时放鱼腥草适量，稍煮即可食用。也可泡茶，将鱼腥草放入锅中，炒至可捏成粉末时，晾凉备用，每次取适量开水泡饮。炖肉煮面时也可放入适量鱼腥草同服，均可清肺止咳。

民间常用：

1. 治疗肺脓疡

鱼腥草30克，桔梗15克，水煎服或研末冲服。

2. 治疗痢疾

鱼腥草20克，山楂炭6克，水煎加蜂蜜服。

3. 治疗流行性腮腺炎

新鲜鱼腥草适量，捣烂外敷患处，以胶布包扎固定，每日2次。

4. 治疗习惯性便秘

鱼腥草5～10克，用开水浸泡10～12分钟后代茶饮用。治疗期间停用其他药物，10天为1个疗程。

5. 治疗急性黄疸性肝炎

鱼腥草180克，白糖30克，水煎服，每日1剂，连服5~10剂。

6. 治疗肾病综合征

鱼腥草100～150克，加入开水1 000毫升中浸泡30分钟后代茶饮，每日1剂，3个月为1个疗程，疗程间隔2～3天。

（十一）梅妃故里荔满城

莆田荔枝始于唐代，明代起莆田荔枝就进贡帝京，远销国外。宋朝蔡襄在《荔枝谱》（1059年）记载："闽中荔枝、惟四郡有之,福、兴、漳、泉而兴化郡最为奇特。"莆田地处亚热带,地势上来说,山区、沿海、平原皆是,气候温暖,雨量充沛,适宜植树栽果,故莆田荔枝以品种多、果粒大、果色艳红、果肉乳白色、汁多、清沁爽口、香气浓郁,质量优而名扬海内外。

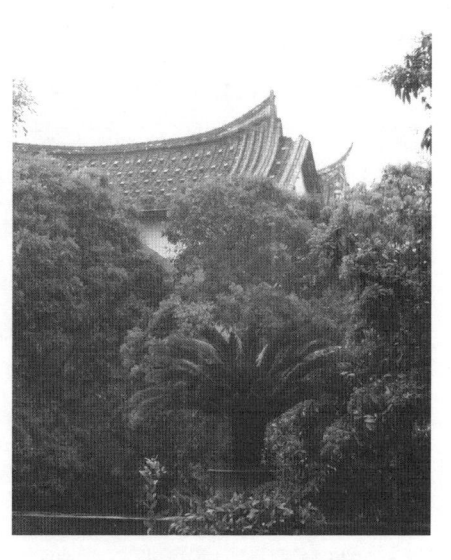

荔枝成熟季节是7月中、下旬,我们来到时正是4月中旬,所以我们并没有目睹郭沫若曾经到此时题下的"荔城无处不荔枝"的盛况。我们来到莆田荔枝主要种植地之一的荔城区西天尾镇。我们到达这里的时候刚好是午后,细雨纷纷,站在西天尾镇古澄渚桥头,不由得想起一个古老动人的传说。唐玄宗的宠妃梅妃就出生在这里,传说她小时候经常在自家门前河边的荔枝树下照镜子,后来这里的家家户户都在门前种上荔枝树,希望女儿好像梅妃那样美丽动人。

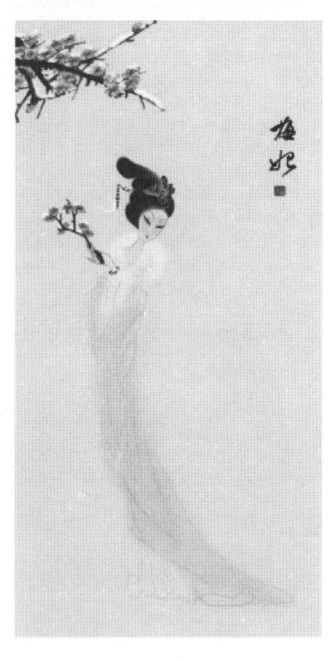

荔枝为百果之王,荔枝成熟后可加工成荔枝干、罐头、蜜饯、荔枝

酒等，并可入药。据《本草纲目》所载，它的果实"能止渴，益人颜色……通种、益智、健气"；壳能治"痘疮出发不爽快……又解荔枝热"；花和皮根能治"喉痹肿痛"。尤其是荔枝核能治"痹痛不止，妇人血气，疝气颓肿，阴肾肿痛，肾肿如斗"。

中药材常用的荔枝核为无患子科常绿乔木植物荔枝树（*Litchi chinensis* Sonn.）的种子。6~7月当果实成熟时采摘，去净皮肉，取出种子，洗净，晒干，用时捣碎，或盐水炒用。

荔枝核性甘温、涩，归肝、胃经，具有理气止痛，祛寒散滞作用，常用于疝气痛，睾丸肿痛等症，也可用于肝气郁滞所致的胃脘久痛，以及妇女气滞血瘀所致的经前腹痛或产后腹痛等症。民间常用来：

1. 治疗心痛及小肠气

荔枝核1枚。煅存性，酒调服。

2. 治疗疝气疼痛

可用荔枝核15克，焙干研末，空腹时用开水送服。或炒荔枝核、大茴香各60克，研末，每日早晨用黄酒送服10克。或荔枝核49个，陈皮（连白）45克，硫黄20克。为末，盐水打面糊丸绿豆大。遇痛时，空心酒服九丸，良久再服。

3. 治疗血气刺痛

荔枝核（烧存性）25克，香附子50克。上为末。每服10克，盐酒送下。

4. 治疗肋间神经痛

荔枝核烧炭存性捣碎，取6克，加广木香6克，水煎服。

5. 治疗癣

荔枝核研末，调醋搽患处。

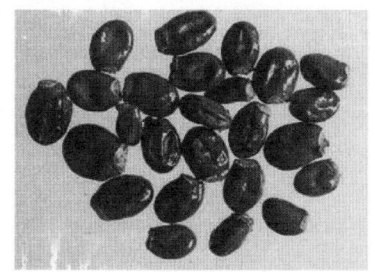

荔枝核《本草从新》认为："无寒湿滞气者勿服生。"而对于荔枝，体虚弱、或病后津液不良者、或胃寒痛者，可作为一种辅助治疗的食品，但荔枝含有叶酸、柠檬酸，且性甘温，虚火旺者不宜多食。所以民间"一个荔枝三把火"的说法是有一定道理的，若吃太多，会出现口腔溃疡、黏膜发炎、流鼻血，甚至腹泻、胃部不适，特别对于糖尿病者或便秘老人少吃甚至不要吃为宜。

（十二）九莲山下寻贯众

莆田九莲山海拔500多米，居九华山脉中段，地势十分险要，是个易守难攻的藏龙卧虎之地。

在向九莲山南少林寺进发的途中，在山麓路边的灌木丛中，向导突然发现了一些掩藏于其中的贯众。我素知贯众有抗病毒和抗菌的作用的，在流感期间以贯众煲水熏屋子可以杀菌，而现代研究也发现它具有抗乙肝病毒、流感病毒、疱疹病毒等的作用，在"非典"期间贯众曾被较广泛地使用，在抗击"非典"的战斗中发挥了一定的作用。在中医的古籍中也有类似的记载，用一味贯众简单实用的单方来预防多种传染性疾病的，保护了不少老百姓。据说过去在瘟疫流行期间，拿一块贯众根茎放在水缸中，饮用缸中的水就可以使得一家人避免瘟疫，"贯众"便由此得名。

贯众常常生于山坡林下、溪沟边、石缝中、墙脚边等阴湿地区，为鳞毛蕨科多年生草本植物粗茎鳞毛蕨（*Dryopteris crassirhizoma* Nakai）、蹄盖蕨科多年生草本植物峨眉蕨［*Lunathyrium acrostichoides*（Sw.）Ching］、乌毛蕨科多年生草本植物单芽狗脊［*Woodwardia unigemmata*（Makino）Nakai］、紫萁科多年生草本植物紫萁（*Osmunda jsaponica* Thunb.）的根茎及叶柄基部。粗茎鲜毛蕨主产东北；蛾眉蕨主产华北、华中，单芽狗脊主产华东、华南，紫萁主产河南及华东等地区，故又分别称为绵马贯众、紫萁贯众、狗脊贯众。

据《吴普本草》载："贯众，叶青黄，两两相对，茎黑毛聚生，冬夏不死，四月华白，七月实黑，三月、八月采根，五月采叶。"故贯众全年春、秋季采收多，以秋季采者为好。采挖根茎，除去须根与部分叶柄，用清水稍浸，取出，早晚各洒水1次，润软，切片，晒干生用；或取净贯众片炒至焦黑色为度，喷洒清水，放凉炒炭用。

贯众性味苦寒，有小毒。煎汤内服，或入丸、散。适量研末调搽，也可外用。《神农本草经》曰："主腹中邪热气，诸毒，杀三虫。"因此贯众具有杀虫作用，配槟榔、雷丸等药或配伍榧子、鹤虱等药同用可用于治绦虫病和其他多种肠道寄生虫病。贯众因性苦寒，故还有清热解毒作用，用于治疗感冒、痄腮、疮肿及热毒斑疹等证。除此之外，贯众还有凉血止血功效，用于血热引起的多种出血证。

贯众有小毒，故应准确掌握剂量，一般用量在5~15克。绵马贯众已少用，所幸它在肠胃道不易吸收，但如肠中有过多脂肪，则可促进吸收而致中毒。它能麻痹随意肌（包括心肌），对胃肠道有刺激，严重时导致呕吐、下泻，还能引起视力障碍，甚至失明（视网膜血管痉挛及伤害视神经）；中毒时引起中枢神经系统之障碍,震颤、惊厥乃至延脑麻痹。因此对孕妇、虚弱患者、小儿、有实质的器质性疾病患者、消化性溃疡者皆禁用。

(十三) 南少林寺边艾叶香

莆田南少林寺,位于莆田荔城区西天尾镇九莲山的林泉院,距市区约17千米。

我们在寺庙边的田野间发现了大片大片的艾叶。据向导介绍,在这里的路边、田间地头到处可以找到艾叶。这些艾叶气味芳香,尤其在端午前后,天气变暖和了,蚊虫也开始孳生,内地民间常常将艾叶和蒲黄挂在门上、窗口,以此来驱蚊防虫。

艾叶为菊科植物艾(*Artemisia argyi* Levl. et Vant.)的叶,生于荒地、林缘,有栽培。分布于东北、华北、华东、西南各省区。春、夏二季,花未开、叶茂盛时采摘,晒干或阴干。其实,艾叶预防瘟疫在我国已有几千年的历史,作为草药在临床作用也非常广泛,正如《名医别录》所载:"主灸百病。"其性温辛,味苦,有小毒。功效散寒止痛,温经止血,常用于少腹冷痛,经寒不调,宫冷不孕,吐血,衄血,崩漏经多,妊娠下血;熏洗外用可治皮肤瘙痒。醋艾炭有温经止血作用,用于虚寒性出血。本品捣烂如绒,制成艾卷、艾柱,可供灸治。

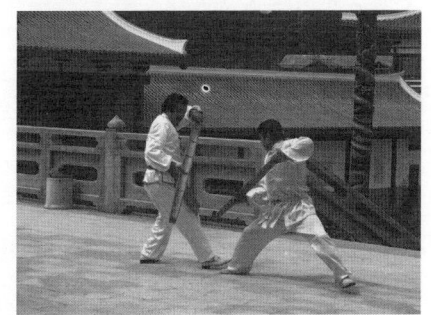

艾叶烟熏防疫,用250克成熟的艾草置于盆中点燃,密闭窗户。熏时一定要烟熏,不能是明火,烟熏杀菌的效果比明火要好得多。烟熏时人要离

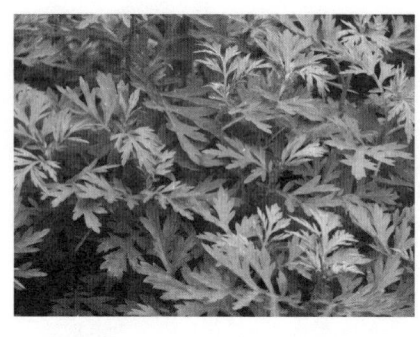

开房子,因为艾草有大量的挥发油,有毒性,容易引起皮肤黏膜潮红,使人的中枢神经兴奋,严重的会导致抽搐。

艾叶浴有理气血,逐寒湿,止血,安眠,温经的功效,对毛囊炎、湿疹有一定的疗效。取新鲜艾叶30~50克,在澡盆中用沸水冲泡5~10分钟,取出艾叶加水调至适宜水温即可沐浴。

现代药理研究表明,艾叶是一种广谱抗菌、抗病毒的药物,它对多种病毒和细菌都有抑制和杀伤作用,如治疗慢性肝炎,治疗肺结核、急性菌痢、间日疟,甚至是寻常疣等均有不错的疗效。除此之外,中医古籍中还有:

1. 治疗泻痢腹痛,睡卧不安

艾(炒)、陈橘皮(汤浸去白,焙)等分。上二味捣罗为末,酒煮烂饭和丸,如梧桐子大。每服二十丸,空心。

2. 治疗湿冷下痢脓血,腹痛,妇人下血

干艾叶四两(炒焦存性),川白姜一两(炮)。上为末,醋煮面糊丸,如梧子大。每服三十丸,温米饮下。

3. 治疗鼻血不止

艾灰吹之,亦可以艾叶煎服。

4. 治疗功能性子宫出血,产后出血

艾叶炭一两,蒲黄、蒲公英各五钱。每日一剂,煎服二次。

5. 治疗妇人白带淋沥

艾叶(杵如绵,扬去尘末并梗,酒煮一周时)六两,白术、苍术各三两(俱米泔水浸,晒干炒),当归身(酒炒)二两,砂仁一两。共为末，每早服三钱，白汤调下。

6. 治疗妊娠卒胎动不安，或但腰痛，或胎转抢心，或下血不止

艾叶一鸡子大，以酒四升，煮取二升，分为二服。

7. 治疗产后腹痛欲死，因感寒起者

陈蕲艾二斤，焙干，捣铺脐上，以绢覆住，熨斗熨之，待口中艾气出，则痛自止。

8. 治疗湿疹

艾叶炭、枯矾、黄柏等分。共研细末，用香油调膏，外敷。

（十四）"栀子花，白花瓣"

四月中旬的一个上午，我们在来到了仙游县枫亭镇溪南村吊船山脚的栀子种植园，可惜我们没有见到满树洁白、芬芳的栀子花。花期刚过，只有满山谷齐人高的栀子树林，在阳光下碧绿耀眼。山里的空气格外新鲜，山间小溪水声潺潺，对面的山坡上灌木丛里点缀着红色的蔷薇，村民们戴着斗笠在栀子树间忙碌除草。

听当地的村民讲，栀子树一般2月开花，到11月份左右果实成熟变红时采摘，栀子树的树龄可以生长至20年。我们身边的一棵栀子树，生长速度很慢，就像人一样，好像5岁的小孩身高差不多，如果长到我们这么高，树龄就要到20多岁了。

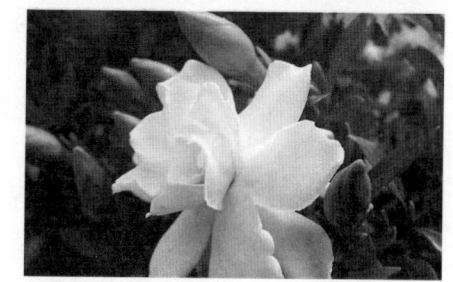

刚才我们经过村口时，

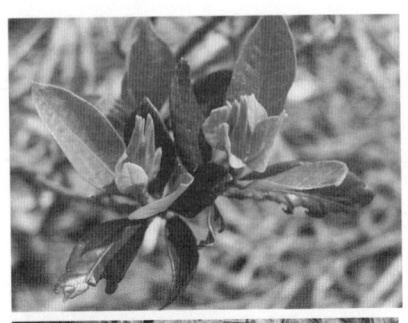

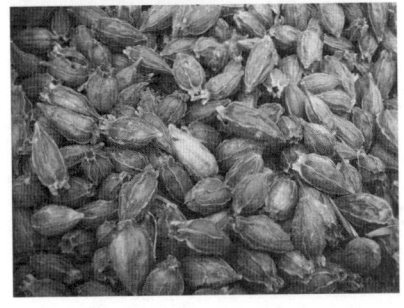

看见农家的门前场地上有两位姑娘在晒一些红色的果,这些就是栀子,是这些栀子树开花后结的果实。据说,每年栀子采摘之后都要在门口晒干,不让它们发霉,再把它们送到制成中药材的地方。而她们收入的来源,主要就是靠这些栀子而来。

栀子,为茜草科常绿灌木植物栀子(*Gardenia jasminoides* Ellis.)成熟果实。产于我国长江以南各省。其根也可入药。9~11月果实成熟呈红黄色时采收,除去果梗及杂质,蒸至上汽或置沸水中略烫,取出,干燥。生用、炒焦或炒炭用。根夏秋采挖,洗净晒干。

栀子性苦寒,归心、肺、胃和三焦经。具有泻火除烦,清热利湿和凉血解毒的功效,如《本草纲目》所载"治吐血、衄血、血痢、下血、血淋、损伤瘀血,伤寒劳复,热厥头痛,疝气,汤火伤"。常用于热病心烦、郁闷、躁扰不宁;或肝胆湿热郁结所致的黄疸、发热、小便短赤;或用于血热妄行的吐血、尿血等证。生栀子粉用水或醋调成糊状,湿敷对外伤性肿痛还有消肿止痛的作用。一般生用栀子来清热解毒,而炒用的栀子,即焦山栀或黑山栀则起凉血止血的作用。

治病验方则用:

1. 治疗伤寒虚烦不得眠,心中懊恼

栀子十四个（剖），香豉四个（绵裹）。以酒四升，先煮栀子得二升半，纳豉煮取一升半。去滓，分为二服。温进一服，得吐者止后服。

2. 治疗伤寒身黄发热

肥栀子十五个（剖），甘草一两（炙），黄柏二两。上三味，以水四升，煮取一升半，去滓，分温再服。

3. 治疗伤寒急黄

栀子仁、柴胡（去苗）、朴硝（别研）、茵陈蒿各半两。上药除朴硝外，各细锉。用水三大盏，煎二大盏，去滓，下朴硝，搅令匀，不计时候，分温三服，取利为度。

4. 治疗血淋涩痛

生山栀子末、滑石等分，葱汤下。

5. 治疗小便不通

栀子仁二七枚，盐花少许，独头大蒜一枚。上捣烂，摊纸花上贴脐，或涂阴囊上，良久即通。

6. 治疗热水肿

山栀子五钱，木香一钱半，白术二钱半。细切，水煎服。

7. 治疗胃脘火痛

大山栀七枚或九枚。炒焦，水一盏，煎七分，入生姜汁饮之。

8. 治疗气实心痛

山栀子（炒焦）六钱，香附一钱，吴茱萸一钱。上为末，蒸饼丸如花椒大。以生地黄酒洗净，同生姜煎汤，送下二十丸。

9. 治疗胸痹切痛

栀子二两，附子（炮）一两。上每服三钱，水一大盏，薤白三寸，同煎至五分，温服。

10. 治疗肝热目赤肿痛

山栀七枚，钻透入塘火煨熟，水煎去滓，入大黄末三钱匕，搅匀，食后徐徐温服；或栀子仁、荆芥、大黄、甘草等分。上锉。每服二钱，水煎食后服。

11. 治疗肺热咳血

黑山栀三钱，青黛粉一钱（冲），瓜蒌仁四钱，海浮石三钱，诃子八分。水煎服。

12. 治疗鼻出血

栀子、干地黄、甘草等分。上三味治下筛。酒服方寸匕，日三。如鼻疼者，加豉一合；鼻有风热者，以葱涕和服如梧子五丸；或山栀子烧灰吹之。

13. 治疗暴吐衄血，因热极妄行者

用山栀子炒黑一两，怀生地二两，炮姜灰五钱。水三碗，煎一碗，徐徐服。

14. 治疗外伤血肿

栀子、血当归、水三七。捣烂，加适量白酒，炒热后敷患处。

15. 治疗扭伤挫伤

以栀子研末，少加面粉，鸡子清调敷。

（十五）默默守护阶前的麦门冬

清代《园林花镜》曰："若以数茎植于阶前，亦青翠可观。"就是指的麦门冬，故又将麦门冬称为"阶前草"。而秋霜过后，草木凋零，惟有麦门冬刚毅地长年累月守护在阶前，一身青翠。因此诗人们常借麦门冬来讴歌那种不争春，不畏寒，默默奉献的高贵品格。

又据《十州记》载，相传在秦始皇时代，有一只鸟衔来一株草,绿叶纤细,花瓣呈淡紫色,与绿叶相映,煞是雅致。秦始皇问鬼谷子,此草为何物?鬼谷子是一个擅长养性持身,精通医术的人,他说,此乃东海瀛洲上的不死之药。人死后三天,用其草盖在身上,即可复活,一株草就可救活一个人。秦始皇闻之,遂派方士徐福为使者,带童男童女数千人,乘楼船入东海,以求长生不老之药。当然,许福一去不返,秦始皇寻仙药也只能是一个梦想。后来,麦门冬也被称为"不死药"。

4月15日下午,我们来到了莆田市仙游县鲤城富洋村的九鲤山,这里有福建道地药材山麦冬的规范种植基地。我们到的时候,正赶上村民们在地里收获麦冬。在我们身后的这块地方,可以看见很多的高山和田地,其

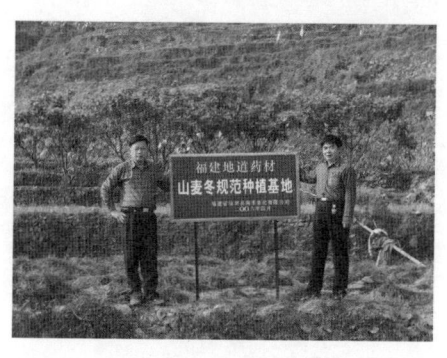

实这里以前是一片大海。传说八仙过海的时候曾经在这里游览,因此这里也叫仙游县。八仙走后,由于吸收了仙人的灵气,这里的土地特别肥沃,也长出了道地的药材——山麦冬。

据村民们介绍,4月15日前后一个月是采挖时节,同时也是下种的时候,他们将收获了麦冬的草株,去掉草尖,用带须根茎3~5株再重新下种,一边收获一边下种。而收获后的麦冬去泥晒干,约20天后再去须根,净后即可卖给药材公司作为中药材了。

麦冬为百合科多年生草本植物沿阶草(*Ophiopogon japonicus* Ker-Gawl)或大叶麦冬(*Liriope spicata* Lour.)的须根上的小块根。主产于四川、浙江、福建、湖北等地,我国许多地区均有分布。通常夏季采挖,洗净,除去须根,晒干生用。

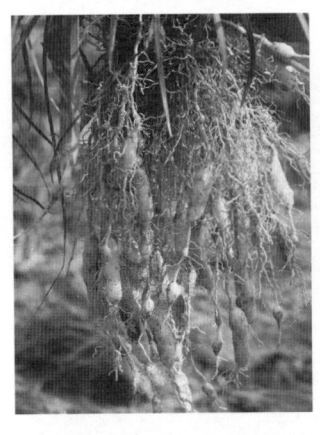

麦冬性甘、微苦，微寒，归肺、心、胃经。《本草汇言》记载："麦门冬，清心润肺也。"具有润肺养阴，益胃生津，清心除烦功效。常用于燥咳痰黏，劳嗽咯血；胃阴不足，舌干口渴；心烦失眠，或肠燥便秘等证。民间验方有：

1. 治疗咽喉生疮

麦门冬30克，黄连15克，共研末蜜丸如绿豆大小，每服30丸，饭前用麦门冬煎汤送服。

2. 治疗消渴

麦门冬60克（去心），乌梅（去核取肉）60克，均须焙、炒后粗捣为末，每次服3克，用水一杯煎至半杯，去渣饭后温服，每日3次。

3. 治疗牙缝出血

麦门冬、茯苓各5克，水煎服。

（十六）海滩边的"香姑娘"——蔓荆子

4月16日是个晴朗的日子，上午我们乘车来到了莆田的湄州岛。湄州岛东西长约10千米，宽2千米，长长弯弯形似人眉，故曰湄州岛。这里是妈祖的家乡，世界上的华人，都有来湄州朝圣的夙愿，祈求天后泽福。

离开湄州岛，我们一路颠簸，来到一处海滩，公路几乎全部是坑坑洼洼的泥土，路面上满是僵硬的车辙印。放眼望去，海滩边散在的树林下荒草连连，树林里拴着村民们的山羊和马匹。

四、芳草寻源　137

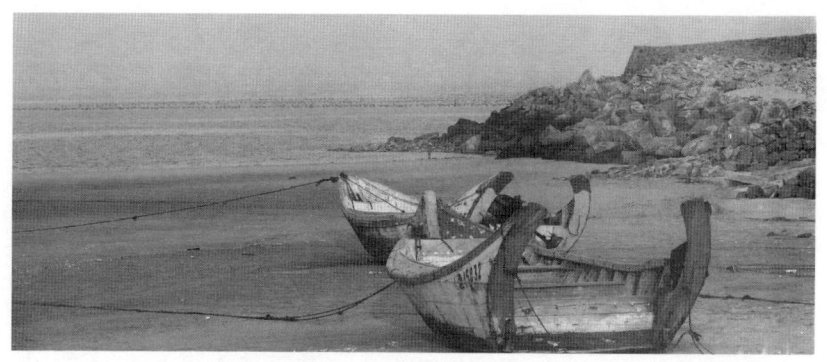

在荒草中，我们找到了一些野生的蔓荆子。蔓荆子一般长在海边沙滩，是落叶灌木，呈藤状，藤可长达20余米。6~7月开花，10~11月采果，有时到第2年的1月份有二次采果。每亩地可收获200千克左右。

蔓荆子开花的时候，散发出一种幽香，随风传送，所以当地的村民又把它叫做"香姑娘"。这种被叫做"香姑娘"的植物可以固定沙地，你很难想象，那阵阵沁人心脾的幽香是由这种貌不惊人的植物发出来的。但是你别看她名字很柔弱，其实她就好像都市女性一样坚强，喜欢迎风生长。如果流沙将她覆盖，她很快又长出来，再被泥沙覆盖，她很快又生长出来。这种特性令其有固沙的作用，所以在沙漠化严重的西部地区，都常常会种植蔓荆子。

蔓荆子为马鞭草科落叶小灌木植物单叶蔓荆 *Vitex rotundifolia* L. 和蔓荆 *Vitex trifolia* L.的果实。主产山东、江西、浙江、福建。其味淡、微辛，性微寒。具有疏散风热，清利头目作用。《名医别录》载："治头风痛，脑鸣，目泪出。"常用于风热感冒头痛、齿龈肿痛、目赤多泪、目暗不明、头晕目眩。对于感受风热引起的头痛，临床常与防风、菊花、石膏等配伍应用；对于头风头痛病症，本品又可与藁本、川芎等配伍应用。治风邪所致的目赤肿

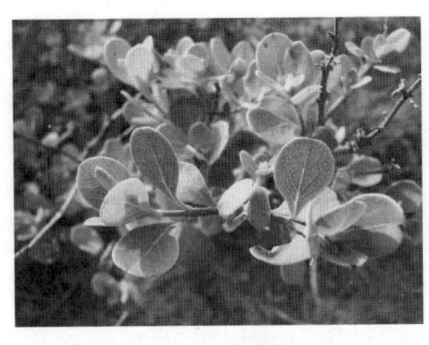

痛、头目昏暗，常与菊花、川芎、决明子等配伍应用。

除了我们以上常用的方法以外，民间也有利用蔓荆子治疗诸如头痛的验方。

1. 蔓荆子散治疗头痛、身痛

蔓荆子、甘菊花、半夏（汤泡）、羚羊角（屑）、川芎、枳壳（麸炒）、茯神（去木）、黄芩、防风各23克，麦冬、石膏各30克，地骨皮、赤箭、细辛、甘草（炙）各15克。

2. 蔓荆子酒治风热头痛

蔓荆子90克，酒500克。将蔓荆子研为粗末，浸泡酒中，7天后使用。每日3次，每次服10~20毫升，温服为佳。

3. 复方蔓荆子酒治疗风热性头痛、头昏、偏头痛

蔓荆子120克，菊花60克，川芎40克，防风、薄荷各60克，黄酒1千克。将上药共捣碎，用酒浸于瓶中，隔日略加摇晃，7日后去渣，密封备用。每次饮15毫升，渐加至20毫升，每日3次。